JN029393

地域で守る
産後メンタルヘルスケア

「支える・つなぐ」ための考え方と実践

著＊西園マーハ文

岩崎学術出版社

　産後のサポートにはさまざまな職種が関わっているが，支援職がまず目指すのは，母親が「すてっちまおうか」と思ったからといって，すぐ行動に移さないようにすることである。それには，母親が孤立しないようにすることなど，ソーシャルサポート面からいろいろな方法があるだろう。「すてっちまおうか」と思ったとたんに行動に移してしまう背景には，精神症状があることもあり，精神医学の知識が力になれる場面も多い。なかには，「すてっちまおうか」という思いが自分の頭に浮かんだこと自体がショックで，子育てへの自信を失う人もいる。こういう場合にもメンタルヘルスの専門家の出番である。

　これほど自分のイメージを揺るがす状況，コントロール不能な状況は経験したことがない場合も少なくない。日々さまざまな精神症状への支援をしている経験から「すてっちまおうか」という思いが浮かぶこと自体に驚愕したり，叱責したりはしないところが，メンタルヘルス領域の支援者の強みともいえるだろう。「すてっちまおうか」とつぶやいたしづの女さんがその後立派に子育てを完了されたように，いろいろな思いが頭に浮かんだからといって，子育て能力が欠如しているということにはならない。

　本書は，東京都内の保健センターで，保健師さん，臨床心理士さん方とともに筆者が20年以上実施している産後のメンタルヘルス相談での経験をもとにしている。産後のメンタルヘルス領域の優れた参考書はすでに世に多数あり，筆者が付け加えられることはわずかしかない。そのわずかというのは，これまでの参考書は，産科病棟，新生児ICU，産科精神科協働チームなど，病院がフィールドであるのに対し，本書は，病院外の地域の保健センターでの活動による知見ということである。

　病院の受診者は，治療を受けることにある程度は覚悟ができているが，地域では，自分にメンタルヘルスの支援が必要だとはまったく思っていない人に治療を勧める場面も多々ある。虐待防止の分野でも，支援の必要性の自覚がない人にどのように接点をもつかは大きな課題だが，メンタルヘルスという切り口から見た場合も，同じ問題がある。精神医学の分野では，早期発

見・早期「介入」が重要なトピックになっているが，まだこの領域は発展途上である。「遅いより早い方がよい」という一般的な哲学が，本当にどのような病状にも当てはまるのか，本人が置かれている状況によって介入の方法論は異なるべきでないのか，本人が最初の段階で拒否したら次のチャンスはいつか，など議論すべきテーマは多い。産後メンタルヘルスの領域は，早期発見・早期介入の議論には重要な題材を提供すると思われる。

　このような意味で，本書は，産後のメンタルヘルスをテーマとしているが，副旋律として，地域におけるメンタルヘルス問題の発見と支援という，より一般的テーマも扱っている。「子育て」の話から少し離れた部分があるのはこのためである。筆者の専門は摂食障害であるが，産後メンタルヘルスのフィールドワークをすることで，かなり精神医学観が変わった面がある。「産後のメンタルヘルスは専門外」という方々にも興味をもっていただくことを願っている。

　産後のメンタルヘルスの領域は，ストレス論やコーピング論からも大変重要である。子育てという1日も休めない仕事がある中でのコーピングのあり方をよく見ると，個人とストレスとの関係がよくわかる。産後の女性の生活は，子どもを背負ってハードルを飛ぶような日々である。一般的に言えば，もともとごく低いハードルを飛ぶのにも難儀していた人は，子どもを背負えばますます飛べなくなる傾向がある。しかし，日頃は高いハードルを飛んでいた人でも，背負っている子の重さによっては飛べなくなる。そして，このことにひどく傷つく人もいれば，子どもがいる生活というのはこんなものだろうと受け止められる人もいる。

　どのようなストレスもそうであるが，ストレスに対応するうちに力がついた，ということはしばしばみられる事象である。子どもを背負って飛んでいるうちに，子どもを背負わなくてもよくなったとき，以前より高いハードルを楽々飛べるようになることも多い。子どもの重さで倒れてしまうか，何とかハードルを飛べて，将来への力をつけるかの差は，紙一重である。たとえハードルの前で「すてっちまおうか」と立ち止まる日があっても，飛んで

自信をつける後者の道を行くためには，質のよい支援が，よいタイミングで，当事者にも納得いく形で届く必要があるだろう。

　本書が，その方法を当事者とともに考える一助になれば幸いである。

文　献

上野さち子：女性俳句の世界．岩波新書91，岩波書店，1998．

目　次

第1章　支援が必要なのはどのような人か

I　さまざまな視点

1．いくつかの問題とその重なり

　近年，育児に不安を抱える母親たちについては，メディアでも話題になることが多い。痛ましい虐待ケースの報道も絶えない。このため，多くの職種がこの領域で，活動を行っている。小児科，産科医はもとより，臨床心理士，公認心理師，助産師，保健師，保育士などがこの領域に関わっている。福祉の領域の関わりもあり，また，虐待ケースの発見や対応には，幼稚園教諭，学校教員や養護教諭の力も大きい。いまだ決して満足できるレベルではないが，以前に比べれば，地域の子育て支援に関わる職種やサービスは増えているといえるだろう。

　これは，望ましい状況ではあるが，精神医学の立場から見ると，重症のうつ病，軽い抑うつ状態，摂食症など，それぞれに対応が異なる病状をもつ母親が「育児困難な母」とひとくくりにされる傾向には，いささか問題があるのではないかと思う。悲観的で希死念慮をもつ母親の，子どもを道連れにした自殺企図から子どもを守るためには，ただちに母子分離が必要な場合も多い。しかし，軽い抑うつ状態であれば，母子分離せず，むしろ周囲の支援を受けながら育児を継続し，自信をつけていく方がよい場合が多い。

　地域で母親たちを支援していると，このような判断が必要になる場面にしばしば遭遇する。**図1**は，虐待する母親，虐待するのではないかと心配な母親，精神症状をもつ母親，発達や情緒上の何らかの問題をもつ子ども（の母）という4つの円が，重なりながらも完全には重ならない様子を示してい

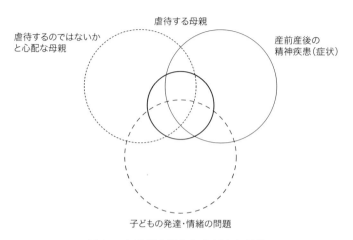

虐待する母親

虐待するのではないか
と心配な母親

産前産後の
精神疾患（症状）

子どもの発達・情緒の問題

図1　支援が必要なさまざまな対象

る。例えば，精神症状をもつ人が必ず子どもを虐待するわけではない。

　日々の支援の中では，今，目の前にいる母親が，これらの円の重なりのど
のあたりにいるのか，ということを意識しながら支援すると，混乱が少ない
だろう。虐待防止の立場，精神医学の立場，子どもの治療や支援を担当する
立場は，これらの少しずつずれた対象を専門にしている。少しずつ違うとい
うことを意識したほうが，連携しやすいことは多い。図1を少しずつ拡大し
ながら，詳しく見てみよう。

2．「虐待する母親」と「虐待するのではないかと心配する母親」

　図2は，虐待に関する2つの対象を示している。ひとつは，「実際に子ど
もを虐待している人」である。父親や，母親の再婚相手からの虐待なども多
いが，ここでは，母親のメンタルヘルスとの関連を考えるため，母親の虐待
について考える（父親の問題は第4章参照）。

　実際に虐待が起きていたら，可能な限り早く発見し，子どもの安全を確保
しなければならない。しかし，実際に虐待をする母親たちの中で，自分が子
どもを虐待していることに悩んで相談しようとする人は多くない。虐待には，

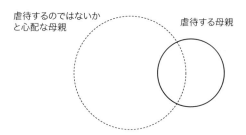

虐待するのではないか
と心配な母親　　　　　　　　　　　　　虐待する母親

図2　虐待する母親と虐待するのではないかと心配する母親

身体的虐待，心理的虐待，ネグレクトなど，さまざまなものがある。どの虐待も隠そうとする場合が多いが，心理的虐待やネグレクトの範疇は，そもそも母親自身が問題だとは考えていない場合もある。いつも周囲から不審の目で見られる，皆が自分を批判するという意識はありながらも，相談や家庭訪問の申し出などを避けてしまうことが多い。

　一方で，「自分は子どもを虐待してしまうのではないか」と悩む母親は非常に多い。実際に虐待はしていなくても，子育てに自信がもてなかったり，もともと日常生活にいろいろ不安を見つけやすいタイプには珍しくない訴えである。近年はメディアにおいても，虐待や，育児ができない母親についての報道が多く，これらを目にすると，自分もこうなってしまうのではないかと悩んでしまう。

　また，「虐待をすると脳が傷つく」という研究が一般にも紹介されている。「子どもに怒鳴ってしまったから脳を傷つけたのではないか。取り返しがつかないことをしてしまった」と悩み，子どもと向き合うことができなくなっている人もいる。明らかな虐待行為を繰り返して脳を傷つけるのはもちろん避けるべきだが，自信を失っている母親には，メディアによる情報がこのように受け取られる場合があることに注意しておくべきであろう。他にも，「子どもを虐待するのは，自分自身が虐待されて育った母親に多い」という理論がメディアなどで紹介されているのを読むと，自分の生育歴を振り返り，叱られたり，親にわかってもらえなかったような否定的なエピソードを探しがちである。

　また一方で，「虐待は誰にでも起こりうる」というメディアの説明を見て自分も虐待したらどうしようと思う人も多い。これらの母親は，実際に虐待をしている母親よりは，相談への抵抗が少なく，さまざまな育児相談の中では，しばしば遭遇する。

　なかには，自分自身が子どものころ，親から虐待された体験があり，今，子どもに虐待はしていないものの，自分が加害者になる可能性について不安だから相談したいという場合もある。これらの人々は，虐待を受けた体験をもつ人の中では，「カミングアウト」して体験を克服したいという気持ちの強い，前向きのグループであり，虐待体験の話には迫力がある。

　子育て支援のための母親のグループには，少しずつニーズの異なるこれらの人々が一緒に入っていることが珍しくない。フリーディスカッションの中で，自分自身が幼少期に虐待を受けた母親が，いかに虐待が子どもを傷つけるか，言葉の暴力であっても，その後の人生にいかに影響があるかなどについて語ることがある。なかには，「虐待は受けたが，皆に助けてもらってここまで来た，今の問題は自分の問題」というような，トラウマを乗り越えた発言もある。しかし，「虐待したらどうしよう」と不安な人々が，「こんな大変なことになるのか」とさらに不安を募らせ，何も言えなくなってしまうこともしばしばである。

　「虐待」というキーワードは同じでも，本人たちの精神状態やニーズによっては，支援の方向性はかなり異なるのである。**図2**の2つの円の違いは大きい。

3．「虐待する母親」と「精神疾患をもつ母親」

　図3は，虐待をする親と精神症状をもつ親という2つの対象のあり方である。第3章でも述べるように，うつ病や摂食症をもちながらの妊娠出産は増えている。また近年は，薬物療法の発展により，統合失調症をもちながら出産する人も増えている。これらの母親が，育児に支援を要することは多いが，皆が子どもを虐待するわけではない。このことはきちんと認識しておく必要があるだろう。また，虐待する人がすべて精神障害というわけでもない。

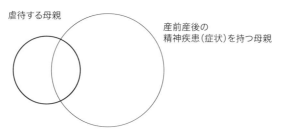

図3　虐待する母親と精神疾患をもつ母親

　子どもを虐待するという行為自体が「反社会的」「非適応的」だと考えれば，虐待というだけで，適応反応症などの診断を下すことは可能ではある。また明らかに，パーソナリティに特異な偏りが見られる場合もある。しかし，不眠，不安など症状はあるものの，大きな精神医学的診断が必ずしも当てはまらない，虐待ケースもある。

　一方で，2つの輪が重なる部分，つまり，精神疾患があって，子どもを「虐待」する場合は，一見重症に見えるが，見方を変えると，「解決可能な虐待」ともいえる。実際にどのような症状があるかは第3章で詳しく示すが，このようなケースには，精神症状に対して集中的に治療を行うことで，虐待行為も軽減できる。

　例えば，産褥精神病の症状が強いときに子どもを傷つけてしまうなどはその例である。これに対しては，適切な薬物療法と，場合によっては母子分離や入院，その後の子育て支援などで，症状は軽減し，嬰児殺しなどの危険も回避できる。他の疾患においても，精神症状に見合った対応をすれば，子どもとの関係も改善する。しかし，精神症状をきちんと把握していないと，このようなケースも「母性が欠如した虐待母」として扱われたり，逆に「もうちょっと気楽に子育てしたら」というような軽いアドバイスに終わっていることが往々にしてある。あらゆる子育ての悩みを精神医学的に対応する必要はなく，過剰な診断づけは必要ないが，この2つの輪が明らかに重なっている部分については，精神医学的な対応が望ましい。

４．「子どもの発達や情緒の問題」

　図１には，母親に関する３つの輪が，子どもの発達や情緒の問題を示す輪とも重なっているところを示した。例えば，虐待が続くと，子どもの側にADHD（attention-deficit/hyperactivity disorder：注意欠如・多動症）と類似した状態が見られることは知られている[1, 2]。母親のうつ状態が長く続くと，子どもの発達に影響があるという観察もある[3]。母親が機能できていないと，子どもに影響が及ぶのは否めない[4, 5]。

　しかし，「母親がうつだと子どもに悪い」という見方だけで，周囲が母親を「あなたがしっかりしないと」と叱咤激励すると，母親はますます自信をなくしたり，うつを否認して支援が遅れたりしかねない。「母親のメンタルの問題のために子どもに影響が及ぶこともある」というメッセージを伝える場合，その方法についてはよく検討し，最終的に母親が支援を受ける気持ちになるような方向へ指導しなくてはならない。母親たちは，「子どものIQは母親次第」「母親の育て方が性格を決める」という「母親原因説」を目にすることが多いので，「母親がうつだと，子どもの発達に影響がある」という説明だと，そのまま自責的な気分から抜け出せなくなることも珍しくない。母親が「精神科医や心理職＝育て方の問題を指摘する人」と思っている場合も多く，こちらがあまり大きな比重を置かずに言ったつもりでも，「やはり専門家に育て方のまずさを指摘されてしまった」と抑うつ的になる場合がある。何でも育て方と結びつける精神科医や心理職の考え方は承服できない，と支援全体に拒否的になってしまう場合もある。

　母親と子どもの輪が重なっていることを伝えたい場合は，

- 「母親が元気なほうが子どもも嬉しい」
- 「母親と子どもが楽しく過ごせたほうが，子どもにはよい影響がある」
- 「お母さんの本来の力をしっかり生かして育児をしたほうがよい」

というように，肯定的な方向から説明するようにする。

　支援職として注意すべきは，母親がうつ等の場合，子どもの問題への気づきが遅れる場合があることである。本人が子どもとの情緒的関わりに積極的でなく，子どもを連れて外出する機会も少ないと，健康な母親ならば気づく

いた。同じ東京でも，各区に行ってみることで，区によって，子育て世代が
どのように暮らしているかが実感できた。また，23区では，保健師さんは各
区の所属だが，助産師の方々は非常勤でA区と近隣B区で働いていらっしゃ
るというようなパターンが多く，「A区でEPDSの使い方の話を聞いた」と
いう話をB区でして下さって，それがB区での講義につながり，そこでまた
非常勤の助産師さんがC区につなげて下さりといったご縁で，23区の多くを
歩くことができた。また最近は，産後メンタルヘルスに興味を持ってくださ
る地域の精神科医も増えてきたように思っている。この本が地域での産後の
家族の支援のさらなる充実にお役に立てれば幸いである。

はじめに［旧版より］

　子育て中の母親の心境を歌った句に，

短夜や乳ぜり泣く児の須可捨焉乎　竹下しづの女
（意味：短い夏の夜が明ける。乳をせがんで泣く我が子を，捨ててしまおうか。）

というものがある。漢文の部分は，「すてっちまおか」と読むらしい。作者は，大正時代に活躍した俳人で，漢詩の素養があり，子育てをしながら教師や司書をし，後進を育てた優れた人であったという。

　この句は，当時も評判となり，作者の名を広めた。「今寝ておかなければ，明日身体がもたないのに，なぜ今泣く？　もう明け方も近いのに！」という感覚は現代の母親も100％共感できるものだろう。「捨てっちまおうか」というのは不穏であるが，ここだけわざわざ漢文にして襟を正してあるのは，さすがにストレートには表現するのは憚られる本心を隠していると解釈するべきなのかもしれないし，謎解きのようなスタイルに遊び心があると解釈すべきなのかもしれない。この読み方は作者がつけたものだろうが，九州の女性だった作者のせりふとしては，べらんめえ口調の字余りなところに，確かに少し遊びが感じられる。

　おそらくこの作者がこの子を放り投げることはなかったのであろう。「短夜や」というところにも，月の光や夏の朝日を直接感じられるところに，この母子は寝ていて，本当に放り投げなどしたら，周囲がすぐ気づくような開放性がある子育て環境であることが感じられる。

　現代の孤立した育児環境ではこうはいかない。都会のマンションで，いわゆる密室育児をしている母が「泣きやまぬ子は捨ててしまおう」と思っているところを想像すると，大変恐ろしい。

あるのだろうか。精神医学的に「このような疾患が増えた」というような明らかな変化はないように思うし，都心では，近隣に育児援助は頼みにくい，核家族を基本とした育児環境にも変わりはない。

　変化としては，正規非正規に関わらず，働く女性が増え，さまざまな育児サービスも増えたので，「時々子どもを預ける」「市販の離乳食を使う」などへの罪悪感を持つ人は全体的には減った印象はある。一方で，従来タイプの「3歳まではすべて自分で」「預けたり相談するのは嫌」という方も一定数いらっしゃるのは見逃せない。

　この十数年の間に，自治体間での連携がスムーズでないことも要因となって虐待死した子どもの報道が相次ぎ，転居前後の自治体での情報共有は向上している印象がある。これは良い変化だと思われる。現住所地できちんと対応していれば，当事者の方々も，転居地に情報を送るということに反対されないことが多いようだ。

　2020年以降のコロナ禍は，産後の家族にとっても苦しい時期であったが，在宅勤務の時間が増え，夫婦で育児もできて良かったという家族と，一緒にいるストレスが耐えられないという家族が観察された。この両極端を見ていると，家族というのは何なのだろうと改めて考えさせられる。社会的に，DVなどの言葉が知られるようになり，日常的に暴力をふるう夫は少なくなっているように思われる。しかし，「夫に自分の意見を言えない」という妻は相変わらず多く，「親と子の相談室」で，一番困っていることをお聞きすると，「夫との関係」と答える割合が高いのも変わっていない。子どもを迎えて新しい家族ができつつあるプロセスで夫婦の関係が問題となるのは当然と言えば当然である。こちらの意図としては入り口を狭くしないために，「母と子」とせず，「親と子の相談室」としているのだが，夫の来訪が少ないのは少し残念に思っている。本来，精神科医のジェンダーで事業内容が左右されるべきではないが，次世代は男性精神科医にも参加していただくなど，子育てに関わるメンタルヘルスが女性だけの問題にならないような試みも必要だと思われる。

　2011年版の出版後，多くの自治体の保健センターから講義の依頼をいただ

地域の子育ての現場はこの10年で変わったのか
――改訂版「はじめに」にかえて

　本書は，『産後メンタルヘルス援助の考え方と実践――地域で支える子育てのスタート』（2011）の改訂版である。2011年版は，東京都心の保健センターで2000年にスタートした産後メンタルヘルス相談での経験を基にしたものである。2011年版の「はじめに」にも書いた通り，すでに産後メンタルヘルス領域では，特に大学病院など医療機関での事例を中心に多くの参考書が出版されている。私が唯一付け加えられるのは，病院外の「地域」の保健センターでの現状と対応である。

　現在，妊娠中からの「切れ目ない支援」が重視されていて，精神科病歴のある妊婦は産科でもチェックされるようになっている。しかし，地域の保健センターの乳児健診などで見ていると，出産までは特にリスクファクター無しのノーマークの女性でも，産後の生活への適応が困難となっている事例は少なくない。精神医学の立場から言うと，産後はメンタルヘルスの問題が発生しやすい時期とされており，新たな発生も無視できないのである。それまで受診歴のない方に，新たにどこか精神科を受診していただくという際のハードルは大きく，関連職種のスキルや協力体制が非常に重要になる。

　精神科診断のDSM-IVがDSM-5に変わった時から，どこかで2011年版の用語の訂正をしなくてはと思っていたところ，改訂版出版のお話をいただいた。準備中にDSM-5-TRも出版されたので，今回，精神科診断用語は現時点での最新のDSM-5-TRを用い，地域での産後メンタルヘルスというスタンスは崩さず改訂版を出させていただくこととした。DSM-5-TRでは病名の「障害」という表現は，「症」とすることとなったので，今回，本文では，摂食症（従来の摂食障害）など新しい病名を用いている。

　ではこの約13年の間に地域の産後メンタルヘルスの世界で変わったことは

ような「同年齢の子に比べて言葉が遅れている」などの問題に気づかず何カ月も過ぎてしまうことがある。心配しすぎな母親も問題だが，このような現象もあることには十分注意し，母親に心身の不調がある場合は，同時に子どもの問題の見落としに気をつけておくことも必要である。

　ほとんどの発達障害は，母親のメンタルヘルスや育て方には直接関係なく生じる。母親がもともと健康な人であっても，子どもに発達の問題があると，その結果として育児にさまざまな困難が生じ，心身の不調をきたす展開は珍しくない。発達の問題の受容，日々生じる難しさへの対応など，孤立していては育児をこなしていくことが難しい。母親グループなども紹介しながら，十分サポートする。

II　さまざまなフィールド

　産後メンタルヘルスの領域には，さまざまな職種が関わってきているが，それぞれのフィールドによって，話題になるテーマや方法論が異なっている。多職種連携については，第6章でも触れるが，ここでは，職種によってどのような対象をどのように支援してきたかについて簡単に触れる。日々接する患者・クライエント層が職種によってだいぶ異なるということを知っておくと，現場での混乱が少ないだろう。

1．産科・助産学の立場

　産科は妊娠中から，産後約1カ月までを担当する。マタニティブルーや低体重児，新生児ICUを必要とする子どもの母親のメンタルヘルスについては，これまでも研究がなされてきた。助産師は，身体面の健康と妊産婦の生活全般を支援する。不妊治療，死産ケースなどについても，支援が行われている。

　精神科との妊娠中の連携は，伝統的にはあまり強くはなかった。統合失調症など服薬が完全には中断できない疾患では精神科主治医との連携が行われてきたが，それ以外の疾患における連携は今でもケースバイケースである。

うつ状態，摂食症などで精神科に通院しているケースでは，妊娠を精神科主治医に伝えると薬物療法は中断となり，そこで精神科通院もストップしてしまう，いわば「薬の切れ目が支援の切れ目」になっているケースも少なくない。したがって，精神科医が治療に関する情報や意見を産科に伝える機会がないこともあり，結果的に産科医は，妊婦の精神科通院歴を知らないことも多い。

　望まない妊娠の場合には，妊娠中に抑うつ状態になることが多い。しかし，健診の間隔があいており，メンタルヘルスについて相談できるほど当事者と医療者の関係性ができずに，出産を迎えてしまうことも多い。

　産後に不調をきたす母親の中には，妊娠前にも精神科の病歴があるものも多い（第3章）。もし妊娠中に，精神科の病歴や治療歴，メンタルヘルス面での本人の希望などを知ることができれば，産後の支援がスムーズである。

　妊娠期間中の，精神科連携のあり方の充実は，今後の課題である。ハイリスクな出産など，総合病院で精神科との連携が同一病院でとりやすい環境の場合はよいが，産科的ハイリスク者でなく，個人病院での出産が予定されているケースなどへのメンタルヘルス面における支援の方法には，今後工夫を要する。なお，妊娠中の精神疾患への対応については，日本精神神経学会と日本産科婦人科学会とが合同で作成している診療ガイドライン[6]があるので，そちらを参照されたい。

　産科では，原則として，母乳育児を推進している。なかには，母親が産後抑うつ状態で，心身の状態が思わしくなく，思ったほど母乳育児ができない場合があるが，本人が自分の状態を伝えられないと，産科で勧められる「理想」の通りにいかず，ますます抑うつ的となる場合もある。摂食症で妊娠中の体重管理に問題が生じる場合もあるため，今後は，精神科との連携のさらなる充実が望まれる。

2．小児科の立場

　小児科は，子どもを治療し，子どもによい環境を与える立場である。子どもの病気の治療に付き添ってきた母親が明らかに抑うつ的で，精神科治療を

勧めるのは，母親のメンタルヘルス問題の発見の道筋としては重要だが，日本では小児科医が母親を治療するのは難しい。

　海外のプライマリケア医（かかりつけ医）制度（p.24参照）のある国では，プライマリケア医が子どもも親も治療することができるが，日本の場合は，精神科への紹介が必要となる。現状では，「精神科などに行かせるとかえって母親が自信をなくしてしまうのではないか」とためらう小児科医も多いようである。しかし，抑うつ的な母親が自分で精神科クリニックを探すのは難しい。産科でのメンタルヘルスへの対応が注目されてきているのに対し，小児科での母親のメンタルヘルス問題の発見と対応のシステムはまだ充実しているとはいえない。精神科と小児科との連携は，母親の支援と子どもへの支援を考えると重要であり，今後は，連携を密にして，精神科で，小児科からの相談に日常的に乗れるようにしておく必要があるだろう。

３．市区町村保健センターの立場

　保健センターには，乳児健診，1歳半健診などのほかに，離乳食講習会，母乳相談など，さまざまな母子事業がある。乳児健診（3〜4カ月健診）は，ほとんどの子どもと母親が受診する。近年は，乳児健診前に新生児訪問も行われるようになり，保健センターには，早期の母子の様子について情報が集約されやすい。「特定妊婦」として妊娠期から問題がキャッチされ，産科から連絡があるケースもある。出産前にも母親学級などを実施している。

　しかし，これらの「母子保健」と「精神保健」は別事業という場合が多い。このため，これまでの乳児健診は，子どもの発育が主なチェック項目であり，母親のメンタルヘルスまで目が届きにくい部分があったといえるだろう。健診の一部は，地域の小児科へ委託され，個別に行われているが，乳児健診などは集団検診である。先進国では個別の受診がほとんどであり，「集団検診」というスタイルは珍しい。忙しい母親が増える中，日時が特定される集団検診より，個別健診が今後は好まれるだろうが，同じ月齢の母親同士が知り合いになったり，他の母子の様子を見て母親がお互いに学んだり，保健師側から保健センターの活動についての情報提供ができる等の面では，集団健診に

もメリットがある。孤立した母親が多い中，これらのメリットは無視できないものである。

4．精神科の立場

　伝統的に，精神科が扱う産後の疾患は，産後うつ病，産褥精神病など，重度のものに限られた。これらの症状のために，育児だけでなく，自分の身の回りのこともできなくなったり，希死念慮が強いケースを主に対象にしてきたといえる。これらのケースでは，母子の安全のためには，母子分離もやむを得ず，また薬物療法が積極的に行われた。このように，重症例の安全確保と症状軽減が治療の焦点だったため，その後の母子関係を支援するという視点（第2章II）が薄かったのは否めない。

　近年は，母親を入院させたとき，従来のように周囲に子どもの面倒を見られる親族が身近にいることは期待できなくなっている。このような意味でも，また，精神医療全体の方向性としても，今後は外来治療が中心になっていくだろう。残念ながら，現在，外来においては薬物療法以外の支援は十分でないことが多い。保健師や助産師とも連携して育児困難にも対応するなど，外来での多職種連携の充実が望まれる。また，在宅で治療していくためには，早期に治療を開始する方法も必要となる。

5．臨床心理学の立場

　臨床心理学において，母子関係や子育て支援は大きなフィールドであり，精神分析学や愛着理論など，体系化した理論がある（第6章IV）。近年，臨床心理士養成するための大学院では，一般向けのカウンセリングセンターを持っていることが多く，子育て支援にかなり力を入れている。また，公認心理師という国家資格もでき，今後はますますこの領域での活躍がますます期待されている。

　心理職の仕事は，一部は精神科医療の中で行われているが，保険医療外で開業している人も多い。このため，保健センターなどの地域医療の場には，カウンセリングについての情報も少なく，これまでは実際に連携する機会も

少ない傾向にあった。産科，小児科など，精神科以外の医療機関にも，心理的支援が必要な対象は多い。医療機関との連携が今後の課題ではないかと思われる。

　保険外の精神療法（心理）クリニックは，都市部以外には少なく，また多くの住民には，高額すぎると感じられることも多い。臨床心理学的な視点は，産後の母親の支援には重要である。母親たちと接する保健師を臨床心理士・公認心理師がスーパーバイズするなどの方法を開発することも必要だと思われる。

文　献

1 ）Glod CA, Teicher MH：Relationship between early abuse, posttraumatic stress disorder, activity levels in pre-pubertal children. Journal of the American Academy of Child and Adolescent Psychiatry, 35: 1384-1393, 1996.
2 ）Murray C, Johnston C：Parenting in mothers with and without attention-deficit/ hyperactivity disorder. Journal of Abnormal Psychology, 115: 52-61, 2006.
3 ）Poobalan AS, Aucott LS, Ross L et al：Effects of treating postnatal depression on mother-infant interaction and child development. British Journal of Psychiatry, 191: 378-386, 2007.
4 ）Stein A, Ramchandani P, Murray L：Impact of parental psychiatric disorder and physical illness. In Rutter's Child and Adolescent Psychiatry Fifth edition. Blackwell Publishing, pp.407-420, 2008.
5 ）Taylor E, Warner-Rogers J：Practitioner review: Early adversity and developmental disorders. Journal of Child psychology and Psychiatry, 46: 451-467, 2005.
6 ）日本精神神経学会，日本産科婦人科学会：精神疾患を合併した，或いは合併の可能性のある妊産婦の診療ガイド．2022．https://journal.jspn.or.jp/jspn-proof/highlight/guide_pregnant.html　（2023年8月23日最終閲覧）

コラム1 戦場に立ちつくす夢：問題はどこに？

　産後という時期は，音信不通だった親と再会したり，夫の家族との接点が増えるなど，人間関係が濃密になる特殊な時期である。通常の診療ならば，面接を重ねなければ語られないような，過去における親との関係やその上の世代との影響などが，1回限りの面接の中であっても，中心的な話題になることがある。なかでも，現実的な問題が圧倒的に大きく，きっとこのような対人関係の問題があるに違いない，というこちらの推測は大外れだったり，本人には関心がない場合もある。

　イスラム圏出身の夫の第2夫人である日本人女性にもお会いしたことがある。筆者が「夫との関係にストレスがあるのでは？」と推測しても，「そんなことは最初から納得して結婚しています。それより，この子の体重が増えないんです。気になって気になって仕方ありません」と言われることも多い。

　また，こういったこともあった。ある外国人女性に対し，「きっと言葉や文化の問題があるのではないか？」と言ったら，「先生，それはコーピングできます。私が嫌いなのはこの町の騒音です。育児で疲れていてぐっすり眠りたいのに，うとうとすると，必ず戦場に立ちつくしている悪夢を見るんです。右からも左からも弾丸が飛んでくるんですよ。不思議じゃないですか？　私，戦争に行ったことないのに」と言われて驚いたこともあった。まさか，母子保健の場で戦争の話が出てくるとは思わず，こちらも弾丸に当たったような思いになった。精神科医に騒音を止めることはできないし，薬を飲んでしっかり寝ましょうというアドバイスだけでは受け入れてもらえそうにない。文化が違ってご苦労でしょうという言葉かけも本人の思いとはずれている。「弾丸の怖さ」に共感できるような面接を心がけたいものだが，1回の面接では，チューニングが追い付かないことがあるのがもどかしいところである。

　病院ではなく，生活の場第一線での仕事は，こちらの推測や対応がいかにステレオタイプに陥っているかを思い知る場でもある。母親になりたてのお母さん方から，援助や支援とは何か，毎月学んでいる。

（出典　学術通信101号，岩崎学術出版社，2012）

第2章　スクリーニングとモチベーション

I　なぜスクリーニングが必要か：相談への経路

　母子保健の領域では，産後，早い段階で，支援が必要な状態にある人が相談につながるよう，さまざまな方法が工夫されている。例えば，保健センターでメンタルヘルスの相談ができることを市民・区民向けの公報に掲載したり，ポスターを掲示するといった方法である。実際，こうした広告を見て保健センターに電話をしてくる母親もいるし，各地で行われている子育てに関する講演会に出席して，「ちょっと症状があるのですが，どこで相談ができますか？」と聞いてくる母親もいる。しかしながら，「呼びかけに応える人を待つ」という方法では，自分で問題を自覚していない人や，アクションを起こす元気もない人は支援にたどりつきにくい。忙しすぎて受診するゆとりがない場合もあるだろう。

　産後のメンタルヘルスに対して，実際にどのような道筋で支援，治療が始まるだろうか。**表1**に，メンタルヘルスの問題をもった人が受診に至るまでの一般的な道筋を示した。

表1　産後のメンタルヘルスの問題の受診経路

1．本人の相談希望
2．周囲（家族）の受診勧奨
3．小児科，内科医，産科医などによる発見，受診勧奨
4．乳児健診の場などでのスクリーニング

　この表の１．の「本人の相談希望」は，上述のように，「メンタルヘルスの相談」として始まることは多くはなく，「育児相談」として相談に至るケースが珍しくない。子どもに関する相談であっても，あまりにも頻繁であるとか，支援職のアドバイスにまったく納得していなかったり，面接に集中していなかったりといった，相談の仕方からメンタルヘルスの問題が示唆される場合は，次のステップが踏めるようなシステムをもっておくとよい。

　次の「周囲の受診勧奨」という受診経路も重要である。周囲の人々が問題に気づく場合というのは，妊娠前に比較して，明らかな機能低下が起きている場合が多い。あるいは，過去の精神科病歴を詳しく知っている家族が「以前の症状がまた出ている」と気づいて治療を勧める場合も，何らかの支援を必要とする場合が多い。周囲が問題を認識していれば，周囲からの育児への協力も得られやすい。なかには，夫の家族など，妊娠前の本人の様子をよく知らない人が受診を強く勧める場合がある。これには，何らかの根拠があることが多いが，本人は拒絶的になりやすい。このような受診経路の場合，本人は積極的に自分の状態を話さないことが多い。誰による勧めで受診しているか，本人は今の状態をどうとらえているかどうかを確認し，客観的な判断を行うことが重要である。

　３．の「小児科，内科医，産科医などによる発見，受診勧奨」というルートは，日本では，医療制度的に，自動的には行われていない。プライマリケア医制度がある国では，プライマリケア医から専門医に紹介する場合，情報が確実に伝わる。日本の場合は，産科医や小児科医と精神科との間での，情報の共有方法など，課題が多い。

　最後の「スクリーニング」という方法は，本人が治療や支援の必要性を認めたり支援を求めるアクションが起こしにくい領域では重要である。産後や子育て時期の精神症状もこれに相当する。「何となく具合悪い，このままではいけないかもしれない」という意識はあるが，「精神科治療が必要だ，受診しよう」と決断して行動する人は少ない。したがって，支援職側がアクションを起こす何らかの方法が必要になってくる。

　近年は「アウトリーチ outreach」という用語が知られるようになった。

統合失調症などの治療において，必ずしも当事者からの援助要請がなくても，支援者の方が家庭訪問をするという方法について，さまざまに試行されている。診察室で患者を待つのではなく，支援職側からアクションを起こすという意味では，地域の乳児健診を利用したスクリーニングもひとつのアウトリーチであると言えるだろう。

　アウトリーチにはさまざまな課題もある。

　例えば，英国のように医療が伝統的に国営の場合は，地域のプライマリケア医が患者を発見して治療し，それでも対応できないときに専門病院に送るという流れがある。軽症の段階で発見できればプライマリケア医が治療できる範囲であり，重症化した後に入院治療を行う場合と比較すれば，早期発見は医療経済的にも望ましい。英国の国営医療（National Health Service：NHS）では，入院患者をたくさん診れば診るほど病院にメリットがあるということはなく，全体の限られた財源の中では，入院費がかかるよりは外来治療ですんだ方がよいからである[注1]。この制度があれば，プライマリケア医から専門医に確実に医療情報が伝えられる。なお，転居すれば，転居前のカルテは転居先のプライマリケア医に送られる。ひとつの大きな医療システムの中の情報の移動なので，治療に関する個人情報の移動に関する問題が日本よりは少ないのだ。そして基本的な医療はどの医療機関でも無料である。このようなシステムの中では，アウトリーチは，あまり問題のない治療技術のひとつである。

　ところが，日本では事情が異なっている。産後の母子保健の領域は，健診や予防接種などを実施しており，日本の医療の中ではかなり公的機関が関わる分野である。しかし，メンタルヘルスの問題が発見された後の対処は，プライマリケア医制度のある国に比べると複雑である。紹介先は公的治療機関とは限らず，場合によっては民間クリニックであったり，自由診療のカウンセリングのこともある。国営医療の場合は，スクリーニングの後の展開が自

注1）英国でも近年は，有料クリニックもあり，NHS の方で予約待ちが長すぎる場合など，スポット的に有料クリニックを利用する人も増えている。しかし，NHS には国民のほぼ全員が登録している。ここで述べているのは，大枠の NHS の方の原則である。

動的に決まり，情報は確実に伝達されるが，日本では，スクリーニング後の展開にさまざまなハードルがある。治療者側の技量や，多職種間の連携など，継続的な支援のためにさまざまなことを検討しなければならない。

支援職からの「アウトリーチ」的なアクションは，相手がそれをどう受け止めるかにも配慮できる「繊細な感受性」と「相手の立場に対する最大の敬意」をもって行わなければならない。さまざまな疾患で，早期発見・早期介入の重要性が叫ばれているが，病状や緊急性を考えず，乱暴に一方的に支援を押し付けてもよい結果は得られない。一番重要なのは，必要な支援が必要なときにきちんと届けられることである。早期の一方的な対応が，本人に「余計な介入」と受け取られると，拒絶的になり，結果的には支援から遠のくことになってしまう。また，過剰な「介入」は必要なく，この段階では家族歴などに関する過剰な情報収集もあまり意味がない。スクリーニングから支援が始まる場合には，スクリーニングの目的をいつも意識して，本人はどのような体験をしているか，本人のニーズはどこにあるかについての理解が欠かせない。

医療職，専門職がスクリーニングをした後は，ギアチェンジが必要である。専門職が一方的に支援を提供するのではなく，本人が問題を認識して問題解決に自ら参加しなければ，精神状態の安定は得られにくい。この部分は，かなりの工夫が必要である。患者教育，疾患教育，あるいは精神医学の領域で心理教育[注2] と呼ばれている分野の知識を十分活用する必要がある。

II 複眼的なアセスメント

産後のメンタルヘルスの「スクリーニング」には，もうひとつ考えるべき点がある。それは支援の焦点として，「子ども」と「母親」の2つがあることである。このために，「先天性代謝異常のスクリーニング」や「がんのス

注2) 心理教育：精神科以外では，患者教育，疾患教育という用語で知られているが，精神科では，当事者が自分の病状を認めるプロセスに心理療法的な部分を含むので，心理教育と言われている。

表2　産後メンタルヘルスに必要な2つの視点

	視点1	視点2
目　的	母親が心身ともに健康で，子どもにとって，安全で健康な暖かい環境を提供できるように支援する（子どもの成長，母子関係に焦点）	子育てをきっかけに顕在化，重症化した，従来からある心の問題に支援し，その女性の成長や心の安定を助ける（母親のメンタルヘルスに焦点）
「母親が一日中寝込んでいる」状態をそれぞれの視点ではどう考えるか？	子どもの世話ができていないならば支援要	希死念慮等が強くなければ少し「様子見」可能
支援をスタートさせるレベル	早目。「症状」としては中等度で開始する場合も多い	早期に治療は勧めるにしても，「介入」が必要なのは重症の場合
「気分がすぐれないが家事育児をする」のは？	子どものためには必要	ゆっくり休養するのが治療の基本
この視点だけを推し進めるとどうなるか？	母親の不調が解決しない。不調のために，「子育てがうまくいかない」状況が続いて自信喪失し，ますます不調になる	子どものケアが行き届かない傾向

クリーニング」などの身体の疾患と比べると，支援者のアセスメントが少し複雑になる面がある。

　表2に，問題を抱えた母親とその子どもに対する支援にあたってもつべき2つの視点を示した。ひとつは，母親を支援するのはあくまでも「子どもの健やかな成長を助けるため」という視点，もうひとつは，「子育てを通じて現れてきた母親の問題を解決する」という視点である。最終的には，両方に支援が行われることが望ましいが，支援の始まりはあえてどちらかに強く力点を置かなければ，手詰まり状態を解消できない場合も多い。

　視点1は「子どもの健やかな成長を助ける，母親が心身ともに健康である」ことによって，子どもにとっても安心で健康な環境を提供するという点で非常に重要である。社会的に注目を集めている虐待防止もまさしくこの視点から行われている。子どもの健康に関わる母子保健学や小児科学の分野で

も強調されている。多くの産後メンタルヘルスに関する書籍もこの観点から書かれていると言えるだろう。この視点から見ると，母親がたとえ重症のうつ病でなくても，日々の子どもの世話ができていなければ，何らかの介入が行われる必要があるとわかる。つまり，母親ひとりならば，必ずしも周囲が「介入」するには及ばない症状のレベルでも，子どものことを考えれば，アクションを起こす必要がある，ということである。子どもに焦点を当てると，スクリーニングの閾値を少し下げ，早い段階で支援を考えるのが原則である。

「子どもの健やかな成長を助ける」という視点を無視した産後メンタルヘルス支援はあり得ないが，逆にこの視点だけで問題解決は難しい。例えば，抑うつ的で，育児に自信がなく，体調も悪い状態が長く続く母親が，自分では抑うつ的と思うどころか，自分が育児が下手なのがいけない，努力が足りないと自分を責めつつ，ますます家事育児は頑張ってしまっている，という状況を考えてみる。ほかに育児者がいなければ，体調が悪くても子どもにミルクを与えたり入浴させるのは短期的には必要である。しかし，この状態が長く続けば，母親の病状が悪化する可能性が高い。ここで表2に示したような「母親のメンタルヘルス」という視点を取り入れると，本人が安心して休養する方法を考えようとする支援の道筋が見える。この視点により，休むことは「さぼり」でも「母親失格」でもなく，母親の回復のためには必要不可欠な，いわば「薬」のような大事なプロセスであることを，本人にも家族にも伝えることができる。母親が疲労困憊しているのを見て，「少し休んではどうか」と声をかけてくれる家族もいるだろうが，「休むことは薬である」という積極的な視点をもって支援者が母親を守られなければならない。母親本人の中では「皆に迷惑をかけている」「やっぱり自分では子育てできなかった」「本当は私が働かなくてはいけないのにさぼっている」などの思いが肥大しがちである。専門職がしっかりした意見を出すことが求められる場面と言えるだろう。

では，視点2に立つとどのような「介入」になるだろうか。もし，ある女性が何らかの状況で抑うつ状態に陥った場合，産後でない時期ならば，希死念慮が非常に強いとか，制止症状（p.60参照）が強くて，食事がまったく

摂れないといった状態になるまでは，強制的な治療が必要と判断されないことが多い。ときどき寝込んでしまうことがあっても，動けている日もあれば精神科治療を受けることが望ましいとは言え，本人の代わりに本人の身の回りの世話をする人を派遣するという支援は行われないことが多いだろう。母親の方も，視点1をもたず「この程度のうつならこれまで何回も経験した，精神科なんか行かなくても何とかなる」という反応をすることも多い。

　従来の精神科における産後うつ病や産褥精神病などの治療では，視点2から母親の病状が回復することが注目されがちであり，その後きちんと「母親として機能できるかどうか」にはあまり注意が払われてこなかった面がある。症状が軽減すれば生活機能も戻ってくることが多いが，子どもとの関係は，愛着行動が作れるよう集中的に支援しなければ，その後の子育てが難しくなることもある。精神症状の安定が，子育てに反映しているかどうかは非常に重要である。精神症状の安定が子育てにきちんと反映していなければ，精神科治療に対する本人のモチベーションや周囲からの支援が減りがちである。

　このように，視点1と視点2のバランスは非常に重要である。産後の支援について，周囲はうまくいっていると思っても，母親に不満が残るような場合は，実はこのバランスがうまくいっていないことが多い。子どものことだけを考えて，「お母さんがしっかりしないと」という対応になっている場合が多いだろう。メンタルヘルスのトレーニングを受けた人が，このような母親を叱咤激励することはないと思うが，母親の周囲の人々が「視点1」に偏りすぎていると判断される場合は，母親の健康にも目を向けること，メンタルヘルス面で支援が必要なことを，本人にも周囲の人々にも説明する必要がある。母親のことばかり考えて子どもに対してネグレクト傾向にならないような注意ももちろん重要である。

　英国には，「母子ユニット」と言われるような入院施設がある[15]。メンタルヘルスの問題のために母親が入院する場合，子どもも連れて入院できる施設である。産後うつ病や産褥精神病などの症状が強くて，家庭での生活はできない場合に入院となるわけだが，日本では通常，このような場合は，子どもの安全のために母子分離を行う。子どもに対して危害を加える妄想などが

ある場合は，子どもの安全を守る確実な方法であるし，これにより，本人にじっくり薬物療法を実施することもできる。しかし，母親への支援がこれだけでは，いったん症状が落ち着き，退院して子どもに向き合った際，まだ愛着関係が育っていないため，見知らぬ子どもに向き合っているような状態となってしまう。一方，母子ユニットでは，子どもへの危険防止のため，患者には看護師が付き添って細心の注意を払いつつ，子どもを抱き上げたり，ミルクを哺乳瓶で飲ませるなどの体験を積み重ね，母親としての行動を学び，母子間の愛着関係を育てていくことを支援している。これは視点2を中心にしながら，視点1も忘れずに両方を視野に入れて治療していく例と言えるだろう。

III　産後のメンタルヘルス・スクリーニングの特殊性：
　　生活機能・育児機能に焦点を当てる

　このように，産後のメンタルヘルスの支援は，視点1と2の両方が必要であるが，「スクリーニング」は子どもへの影響を考えた視点1に基づいて実施する必要があるだろう。例えば，同じうつ病のスクリーニングとはいっても，母親の症状だけでなく，生活・育児機能にも焦点を当てたスクリーニングをする。この点，「病気のスクリーニング」としては，やや特殊である。診断としては「偽陽性」であっても，育児機能が低下していれば支援の対象となる。

　図1に症状の重症度・生活機能の低下度と，視点1と2による介入レベルを示した。支援が必要ないレベルと，育児支援が必要なレベルの間に，「世話は機械的にこなせるが気持ちは向かない」などいくつかのレベルを示した。

　育児にはさまざまな要素がある。母乳やミルクを飲ませる，おむつを替える，入浴させるなど，手を動かす「世話」の部分と，気持ちを向ける，抱っこしたり一緒にいることを楽しむ，などの面である。健康な人は，一緒にいることを楽しみながら世話をすることが無理なくできるが，メンタル面で問

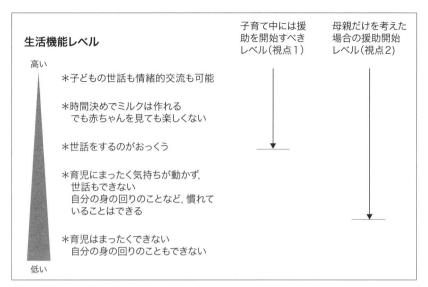

図 1　視点による支援開始レベルの違い

題があると，これが自然にはできなくなる。

　「世話ができないこと」と「気持ちを向けられないこと」は，どちらが重症とは一概には言えない。この違いは，生来の性格の違いや，家事技術をもっているかなどによる違いが大きいだろう。

　子どもに気持ちが向いているケースでは，「世話」の部分に支援を導入すれば，事態が好転するきっかけになる。生来，身の回りの仕事が苦手であれば，「世話」への支援がかなり長期に必要な場合もある。世話をすることを通じて情緒が向くのが自然ではあるが，気持ちが向いていれば，「世話」は少し人に任せても子どもとの関係は保てる。海外の母子ユニットもかなり病棟スタッフが支援しながら，愛着関係を作るのを助けている。

　もちろん，子どもを預ける場合も，「預けっぱなし」「世話をお願いしっぱなし」ではなく，ときどき母子の時間をとることが重要であろう。母親の実母や義母との間で子どもの世話が競争のようになり，周囲が「子どもの世話ができない人」とレッテルを貼ってしまうことがある。実母や義母が預かりっぱなしにならないよう配慮することが必要である。入浴方法，離乳食の作

り方など技術的なところが苦手であれば，簡単な技術を支援することも必要である。

　一方，どんなに具合が悪くても，修行のように子どもの世話をしているケースもある。特に，母乳を飲ませることに対する思い入れが強い場合にそのようになりやすい（p.64参照）。うつ病で体調が悪く，母乳が出にくいのは無理もないと思われるケースでも，朝から母乳を出すための食事の準備，母乳を出すためのマッサージなどに一生懸命で，子どもと情緒的な交流がまったくできていないこともある。母乳を出す努力のために情緒的交流がゼロにならないよう，ゆったり子どもと過ごす穏やかな時間ももつよう勧めてみることが重要である。

IV　母親の問題の一過性の先鋭化とスクリーニング閾値

　産後は，生活の変化，人間関係の変化，体調の悪さなどにより，それまで隠れていた問題が表面化する時期である。例えば，思春期から引きずっていた実家との関係や，ずっと未治療で人にも隠していた過食嘔吐が，産後家族で家にいる時間が増えて夫や母にも知られ，手に負えなくなってきた，などが典型的である。

　出産を機に離婚，というケースも散見される。産後に余裕のない生活で，「このままこの生活は続けられない」と判断されることも珍しくない。

　産後は，このように，もともと持っている問題が非常に大きく増幅されて表れてしまう時期なのである。

　ストレスが短期間に集中することによりコーピングできなくなるという問題以外に，産後，人間関係が独特の，物理反応に例えれば「励起状態」になる現象もある。つまり，安定しているように見えた関係が，わずかな刺激で激しく動くような状態になってしまう。これらは特に，実家の親との関係について生じることが多い。出産を機に，自分の子ども時代のことが強く想起され，それまで実家とは音信不通だった人が，子どもが生まれたことを知らせるために連絡をとったりすることがある。なかには，これがきっかけで親

との関係が復活して，よい方向に進展する場合もある。しかし，逆にそのときの反応に失望して決定的に関係が壊れる場合もある。過去の自分の親との関係を強く想起して，なぜこういう育て方をしたのかなど，不満や恨みが強く出てきている場合，広く知られている虐待連鎖説（第 6 章Ⅴ）に基づいた書籍等を読むことにより，ますます過去の親子関係にとらわれてしまうこともある。抑うつ気分がある場合は，否定的な記憶にますますとらわれがちである。また新たな安定状態になるまで，過去と現在を行き来するような独特な精神状態になる。

　日頃から，そこにあるとわかっていながらも手つかずだった本人の問題，あるいは夫の問題，人間関係の問題が出産を機に顕在化するのは，これらの問題に目を向けるよいチャンスではある。本人も，症状の子育てへの影響を見て，「やはり自分のうつには治療が必要だ」と痛感したり，「夫との関係はうやむやにせず，伝えたいことはきちんと言葉で伝えよう」といった新しい認識に至ることは多い。

　しかし，これらに対応するタイミングについては，冷静な判断が必要である。例えば，乳児健診でスクリーニングのため配布し回収した質問紙の回答にかなり心配な点があり，後日，地区担当保健師が面接をすると，「アンケートを書いたのは夫とけんかした直後で，自分でも普段より悪い方に偏ってるなとわかった。今は落ち着いている。でも，出産後けんかも多いし，気分の波が大きい」と説明するといったケースは多い。この場合，「小さなきっかけで質問紙でかなりの高得点が出るハイリスクな人」と対応するか，「具合が悪いときには点数がここまで上がることがあるが，すぐ落ち着く人」と対応するかは，本人の様子や生活状況を聞いてみなくては判断できない。

　出産を機に問題が先鋭化し明らかに精神状態が悪くなっている場合は，すぐに対応が必要であるが，一方，夫との関係などは，問題の存在が明らかになっても，緊急対応を要するものではない。すぐ精神療法に通うのは困難な場合もあるだろう。このような場合は，本人に今の状況の見立てを伝え，将来余裕ができたときに相談に通うのが望ましいこと，夫との関係の問題は消えるわけではないので，もし今よりひどいうつになったら連絡してほしいな

ど，将来の相談への二次予防の方法を考えておくのがよいだろう。

　実家との関係についても，独特な状態にあるからこそ，新しい関係が作れる重要な時期ともいえるが，生活上余裕がない場合には「今，子育てに必要なこと」だけに集中し，残りの宿題（＝問題）は後で処理しよう，という考え方でもよいだろう。

　産後の時期特有の負荷と病理の発現の関係としては，「産後のうつ病」などの産後の不調は，たとえて言えば「妊娠糖尿病」のようなイメージで考えるとよいだろう。妊娠糖尿病は，妊娠期に限った病態であり，出産後は正常に戻ることが多い。しかし，妊娠糖尿病にならない人に比べれば，耐糖能の低さが隠れている可能性を考えておく必要がある。また，たとえ妊娠期に限られるとは言え，糖尿病があると胎児が過体重になりやすいなど派生する問題を注意深く見る必要がある。産後の不調も，その時期における特別な負荷の中で現れてくる病態であるから，時期が過ぎれば軽快するため心配しすぎなくてよい部分と，それでも不調の基盤にあるさまざまな条件を見直した方がよいという部分の両面があると言えるだろう。

V　当事者は産後のうつ病をどのように感じているか： 英国の例

　「産後，精神的に不調を感じたときに精神科を訪れる人が少ないのは，日本人が精神科に対して偏見をもっているためではないか」「海外では，すぐ気軽に相談に行く」といった意見を聞くことがあるが，実は必ずしもそうとも言い切れない。海外では，産後のうつ状態ですぐ相談に行かないからこそ，後ほど詳述する「エジンバラ産後うつ病質問票」などが作成されたとも言える。

　表3は，プライマリケア医の学会の雑誌である British Journal of General Practice に掲載された，産後のうつ病を当事者たちがどのようにとらえているかについてのデータである[14]。プライマリケア医（かかりつけ医，家庭医）は，英国では GP（general practitioner）と呼ばれている。彼（女）ら

表3　産後うつの認識（英国の研究）[14]

	はい	いいえ
いつもより調子が悪いですか	97%	3%
産後のうつ病だと思いますか	32%	68%
今の状態について誰かに相談しましたか	65%	35%
心理的治療を受けてみてもよいと思いますか	60%	40%
薬物療法を受けてみてもよいと思いますか	19%	81%

は，日本の開業医とは異なり，内科中心に開業しているとか，精神科中心に開業しているというのではなく，最初から全科のプライマリケアのトレーニングを受けた，プライマリケアの専門医である。住民はどこかのGPに登録をし，自分がインフルエンザになったときも，不眠症になったときも，怪我をした場合も，まずGPに相談する。ほとんどの病状にはGPが対応するがより専門的な治療が必要であれば，専門病院を紹介される。

　GP制度には，さまざまな問題点も指摘されているが，病気の早期発見においては優れた制度である。例えば，産後抑うつ状態にある母親が，子どもの発熱の相談で受診した場合，もともとそのクリニックに登録している母親が，以前に比べて明らかに元気がなかったり体重が減少している，などの様子があれば，子どもの発熱に加えて，「あなたは元気ですか。子育てはうまくいっていますか。いつもより疲れているように見えますが……」といった声掛けから支援が開始できる。母親も，前の状態を知っている医師にそう言われれば，完全に否認することは難しいだろう。少しメンタルヘルスの状態について話せば，すぐに抗うつ剤等が開始になる場合もあるが，しばらく経過を見る場合もある。看護師が気をつけて定期的に訪問するという対応になる場合もある。日本では，もともと精神科のかかりつけがない限り，このような「ごく初期の相談」を開始することが難しい。精神科通院歴がない人が慣れない育児と格闘している中で，インターネットなどで病院情報を集め，あふれる情報の中から1カ所精神科を選んで受診するのは，かなりハードル

が高い。日本にも「精神科への偏見」はあるだろうが，実際面の難しさも大きい。

　さて，表3は，エジンバラ産後うつ病質問票でスクリーニングし，その後，面接で産後のうつ病が確定した対象にいくつかの質問をした結果である。彼女たちに，「いつもより調子が悪いか？」と尋ねたところ，ほとんどが「そうだ」と答えている。しかし，「あなたは今，産後のうつ病だと思いますか？」と聞いたところ，「はい」と答えたのは，3人に1人のみであった。海外ではメンタルヘルスに対する啓発が進んでいるというイメージがある人は，低い率と見るのではないだろうか。英語圏では，「産後の肥立ちが悪い」という表現はないが，出産という大仕事を終えた後，疲れや集中力がなくても仕方がない，と思っている母親は多いだろう。あるいは，「うつ病」という言葉により重症のイメージをもっているのかもしれない。

　次の質問「誰かに相談しましたか？」では，誰にも相談できていない人が3分の1存在する。次の「心理的治療を受けてもよいと思いますか？」という質問に「はい」と答えている人が6割ということから推測すると，相談相手がいれば相談したいと思う人が多いことが推測される。なかには，人に相談するべき問題でもないとか，相談してもどうにもならないだろうと思っている人もいると思われる。最後の「薬物療法を受けてみてもよいと思いますか？」という質問に「はい」と答える人は少なかった。自分が産後のうつ病になっていると思っておらず薬物療法が必要とも思わないという人が多いのだろう。

　これらのデータからは，海外においても，産後のうつ病の対象に，「うつ病だから薬物療法が必要なのです」と一直線に治療に導入するのは，当事者の心構えや意図とはずれてしまうことが推測される。逆に「相談」「心理的治療」には抵抗感が少ない場合が多いので，まずはしっかりと話を聞くこと，必要ならば，うつ病と診断したり，薬物療法の必要性を伝えていくといったステップが必要だろう。これは，日本にも当てはまることだろうと思われる。

VI　スクリーニングにおける質問紙という方法

　この英国の研究では，エジンバラ産後うつ病質問票（Edinburgh Postnatal Depression Test：EPDS）という質問紙[1,2]が用いられ，ある程度以上の点数が出たものには面接をして診断を確定している。質問紙と面接という2つの方法論は，支援が必要な母親を同定するという目的は同じだが，道具としての特徴は異なる。広い対象へのスクリーニングのためには質問紙が用いられるが，これだけで診断を下すことはできない。

　EPDS は近年，日本においても普及している[15,16]。EPDS をどのように使うかという具体的ノウハウは，「第5章　実践編」で詳しく示すが，質問紙とその後の面接の意味，結果の活用法などについて検討したい。

　質問紙 questionnaire や「アンケート」にはさまざまなものがある。どれも記入用紙という意味では同じだが，質問紙，質問票，尺度などの名称で呼ばれているものは，専門的な統計的な検討が加えられていることが多い。乳児健診の場では，従来からさまざまな「アンケート」が使われている。「子育てを手伝ってくれる人がいますか？」「困っていることはありますか？」などを聞くアンケートはどの自治体でも使用されていると思われる。これらは，回答を数値化したり，高得点者，低得点者と分類したりするプロセスよりも，質問に対する記載内容を熟読することに意味がある。これらの自由記載には，多くのことが読み取れるからだ。答えの内容だけでなく，書きなぐってあったり，裏面までびっしり答えがあるという「答え方」にも，本人の状況がうかがわれることがある。自由記載のアンケートは，本人との面接の際に「この間のアンケートにはこのように書かれていますが，もう少しご様子を聞かせて下さい」と話の糸口をつけるのにも役に立つ。

　一方，「質問紙」の中には，最初からある疾患との対応を目的として作られたものある。スクリーニング用質問紙といわれるものはほとんどがそうである。これらは，質問内容についてさまざまな試作の後，それぞれの質問の回答間の相関はどれくらいか，質問の数をいくつまで減らせるかなど，統計的な検討を経て完成されている。EPDS などはこのような質問紙である。し

たがって，こうした質問紙の使い方として，一般のアンケート用紙の感覚
で「好きな質問だけ抜き出して」使用するのは適切ではない。また，これら
の質問紙は，作成段階で面接結果とのすり合わせを行って，質問紙の点数の
「カットオフポイント（区分点）」が決められている。ある点数以上を「うつ
の可能性が高い」などとするが，ある点数以上が「必ずうつ病」，点数以下
は「絶対うつ病ではない」ということを示すわけではない点に注意する。質
問紙だけでは診断は不可能であり，質問紙の作成段階では，さまざまな点数
の対象の面接結果を見て，どの点数で線を引くと，「本当は病理があるのに，
質問紙の点数が低いから病理なし」としてしまう「偽陰性 false negative」
率や，「本当は病理がないのに，質問紙の点数が高いから病理あり」として
しまう「偽陽性 false positive」率が少なくなるかという検討がなされてい
る[5]。偽陰性と偽陽性を両方ゼロにするのは難しい。

　EPDS については，例えばある日本の研究では[9]，7 点と 8 点の間を区分
点とすると，鋭敏度が0.75，特異度は0.91，9 点と10点の間を区分点とすると，
鋭敏度は0.50，特異度が1.0という数字が報告されている。鋭敏度 sensitivity
とは，うつ病の人をどれだけ見逃さずに拾えるかを示す数値である。区分点
を下げた方が，当然見逃しは少ないが，この研究では区分点を 5 点と 6 点の
間まで下げなければ，鋭敏度を1.0，つまり見逃しなし，偽陰性なしにはで
きなかった。しかし，区分点を下げてしまうと，うつ病ではない人も「拾っ
てしまう」ことになる。一方，9 点と10点の間まで区分点を上げれば，特異
度 specificity 1.0，つまりこの区分点で拾った人はすべてうつ病で，偽陽性
なし，になるが，ここまで上げてしまうと，鋭敏度は落ち，うつ病なのに拾
えない人が出てくる。見逃しを減らしたいか，あるいは，明らかにうつ病の
人だけに面接したいか，など目的をよく考えて区分点を設定する必要がある。

　質問紙の得点と面接結果とはこのような関係にあり，「高得点＝確定診断
ではない」ことをよく理解して使用する必要がある。海外のガイドラインで
も，EPDS は「産後うつ病の診断を助けるひとつの道具として使うべき」と
されている。

　わかりやすいイメージでいえば，質問紙のスコアは，体温計に示される体

温のようなものである。この道具があると，ないときに比べて，病状判断が客観的になり，他の人に病状を伝達するのも容易になる。EPDS が 9 点というのは，「体温37.0度」と示されているようなもので，平熱が低い人には普通でない事態だろうが，平熱が高めの人にはあまり慌てなくてもよい事態であろう。日頃はどうか，いつから高くなったのかという視点が必ず必要である。また，体温だけを知っても病状の詳細はわからないのと同様，EPDS が高い場合，うつの可能性が高いものの，病状の詳細はよく話を聞いて判断する必要がある。

　また，産後のうつ状態のスクリーニングでは必ず EPDS を用いなければいけないわけではない。うつ状態の質問紙には他にもいろいろな種類がある。しかし，多くのうつ病スクリーニング質問紙は，「最近睡眠時間が減りましたか？」「最近体重が減りましたか？」という項目を含んでいる。産後のうつ病の場合，一般的なうつ病質問紙を用いると，子どもが泣いていて眠れない場合も不眠のスコアがついたり，産後の自然な体重減や，母乳育児の際のカロリー消耗による体重減などを「食欲低下・体重低下あり」にしてしまう恐れがある。一方，EPDS では睡眠や体重低下を単純に聞く質問は含まれていないのが特徴である。代わりに不安や恐怖心について聞く質問があるため，不安の強い他の疾患でスコアが出やすいという特徴がある。

VII　母親たちの記入はおおむね実態と合致する

　健診に EPDS を導入しようする自治体から EPDS の最後の質問「自分を傷つけたくなる」に対して，「正直に答えてもらえるのか」「こういう文言を見ると嫌な気分になるのではないか」「記名欄があると圧迫感があるのではないか」「正直に答えないのではないか」という質問を受けることがある。

　筆者は，第 5 章に紹介する新宿区方式の相談室事業の中で，その地域全体で抑うつ的な母親が全体の何％かを知るために，記名欄は設けずにあらかじめ配布した EPDS を乳児健診時に回収したことがある。その後同じ地域で，記名式で回収したものと比較したが，EPDS の問 1 から問10までの質問の点

数の分布に統計学的に意味のある差は見られず，また総合得点にも差がなかった。つまり，「名前を書くかどうか」によって回答態度には差は生じていなかったのである。「自分を傷つけたくなる」という質問にも，「はい」を避けた「0点」が極端に多いということもなかった[8]。

　質問紙という方法は，回答意欲のない対象には意味がない。例えば，思春期の学校保健の場では，回答に空欄が多かったり，逆転項目が含まれているにもかかわらず，選択肢の端の番号ばかり選ぶなど，明らかに不自然な「不真面目回答」も多い。このように，質問紙という方法は回答者の特徴を十分理解して使用する必要があるが，健診の母親の場合はそのような回答は少なく，十分使用可能な方法論だと言える。

VIII　エジンバラ産後うつ病質問票（EPDS）の特徴

　質問項目は10問で，それぞれ4つの答えからひとつを選ぶようになっている。それぞれに，0点から3点という点数が振られているので，最大点が30点，最低点が0点である（質問項目の詳細は第5章参照）。実際にEPDSを実施すれば，通常どのような点数になるのだろうか。この分布を知っておかなければ，微妙な点数が出た場合の解釈が難しい。このような質問紙の点数

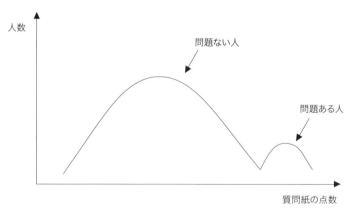

図2　（間違いがちな）質問紙の点数分布のイメージ

の分布は，**図2**のような，低得点者と高得点者の2つの山になるのではないかと現場では勘違いされていることがあるようだが，偽陰性，偽陽性の説明のところでも述べたように，実際にはこのような分布になることはまずない。新生児訪問など，出産から1カ月前後の母親に質問紙を配布する機会のある自治体では，おおむね**図3**のような，山型の分布になる。

　この分布は，同じ時期にEPDSを使用した海外の報告とも一致する結果である。つまり，点数が0点の人はむしろ少数で，「することがたくさんあって大変」など，いくつかの質問には軽い点数が付く方が多く，下記のように「9点以上」を高得点者とすると，20％から25％くらいは高得点者となる。

　一方，乳児健診（3〜4カ月健診）の場では，**図4**のように，ゼロ点が最も多く，右肩下がりの曲線になることが多い。図2のような分布であれば，カットオフ値より下，上と線を引くのは容易だが，図3や図4では，どこで線を引くのか難しいことがわかる。どこで線を引いても，人工的な線であり，偽陰性や偽陽性に気をつけるべきなのがわかるだろう。

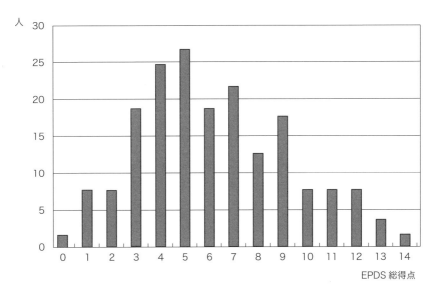

図3　新生児訪問時の点数分布パターン

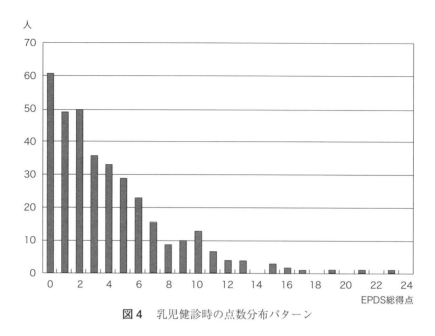

人

図4 乳児健診時の点数分布パターン

カットオフポイントについては，いくつか考え方があるが，筆者らは，9点以上の対象には気をつけて話を聞くようにしている。都内のいくつかの保健センターの乳児健診で実施した経験では，9点以上の割合は，低くて7〜8％，高くて15％くらいの間に入ることが多いようである。0点や0点に近い点数の人々の中には，出産直後はもう少し高かったが，健診までに落ち着いた人が多いと思われる。しかし「答えたくないので，すべて0につける」という意図をもって，0点になった人もいることは否定できない。どのような質問紙にもこのような限界がある。質問紙の点数だけを見るのではなく，面接したときの雰囲気を配慮する必要がある。

　もし9点以上の人が，すべて自分から相談に来るのならば，このようなアンケートは不要である。**図5**は，乳児健診でEPDSを実施する一方で，相談は従来形式とし，どのような点数の人が相談を受けているかを検討した際の点数分布の例である[13]。従来形式とは，本人が自分から相談を希望したか，保健師が観察していて受診を勧めたものである。図に示すように，従来形式

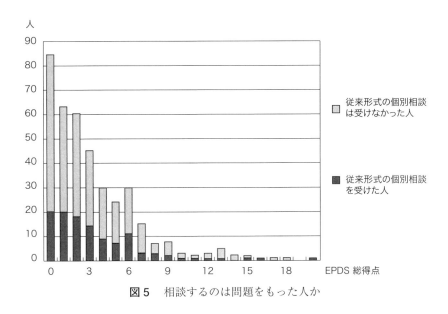

図5　相談するのは問題をもった人か

の個別相談を受けた人の中には，低得点者も多い。そして，高得点者の中に
も個別相談に至っていない人がいる。相談者の EPDS 高得点者の中の割合は，
全体の中の割合と同じで，約1割程度である。相談者の中に低得点者が特に
多いわけではないので「相談する元気がある人だけが相談に行っている」と
はいえないが，相談者の中には，メンタルヘルスにはあまり問題がなく，育
児について軽い相談をする者も混じっていると考えられる。母親も，保健
センターでメンタルヘルスに関する相談ができると思っていない場合もある。
保健師が相談を勧めるのは，健診の場で「明らかに表情が暗い，固い，子ど
もの抱き方がぎこちない」などから判断する場合だが，これだけでは抑うつ
的な母親を拾いきれないだろう。

IX　質問紙の副作用や盲点：スクリーニングの原則を理解する

このように，個人からの申し出や保健師の判断だけでは把握しきれないケ

ースがあることを踏まえておく必要があるが，産後の母親たちによる回答が
おおむね協力的であることを考えると，質問紙は有用な方法だといえる。

　しかし，実施にあたっては，質問紙によるスクリーニングのマイナス面も
考慮しておかなければならない。スクリーニングは広く実施しなければ意味
がないので，通常は多くの対象に実施する。スクリーニングの方法の詳しさ
と，スクリーニングを受けられる人の人数は逆の関係にある。詳しい検査は
時間や経費がかかり，実施できる人数が限られる。多くの人にスクリーニン
グを受けてもらおうとすれば，簡単な方法にならざるを得ない。そして，簡
便な方法には間違いが伴いやすい。EPDSは，質問紙10個の質問紙で，簡便
な方法の部類に入り，莫大な経費がかかるわけではない。むしろ「配布して
みたが，点数の解釈が難しくて困った。高得点者が出てしまって，どうして
よいかわからない」という場合の問題が大きい。

　点数をつけるだけで終わっては，スクリーニングの用をなさない。質問紙
の扱いが難しければ，質問紙でしか「拾えない」問題を見落としてしまうリ
スクはあっても，従来形式の面接の方がよい場合もある。このようなメリッ
ト・デメリットを考え，どのようなスクリーニングを実施するか判断するの
に役に立つよう，スクリーニングの原則をここで確認しておきたい。なお，
判断に迷う場合は，原則に立ち返り，何を目的としてスクリーニングするの
か，スクリーニングで拾い出されてきた人々にどのような支援を提供できる
のかを，関係者の間でじっくり討論するとよいだろう。

　表4に示したのは，WHOで作成され，日本疫学会でも認められているス
クリーニングの原則である[7]。これは，メンタルヘルスだけでなく，身体疾
患も含む健康問題全般についてのものである。ここにもあるように，早期に
診断しても手の施しようがない場合は，早期に診断する意味はあまりない。
早期にスクリーニングすることで経過がよくなることが大前提である。

　スクリーニングの方法が適切かどうか，スクリーニング陽性者の確定診断
の手技や施設があるかという点は，メンタルヘルスの場合は特に注意が必要
であろう。精神症状用の質問紙は，身体疾患のスクリーニング等と比べ，偽
陽性や偽陰性も出やすい。経過を見なければ診断が確定しないこともあるた

表4　スクリーニング実施上の原則（文献7より抜粋）

1．目的とする疾病が重要な健康問題である。
2．早期に発見を行った場合に適切な治療法がある。
3．スクリーニング陽性者の確定診断の手技，施設がある。
4．目的とする疾病に，潜伏期あるいは無症状期がある。
5．目的とする疾病に対する適切なスクリーニング検査法がある。
6．検査方法が集団に対して適用可能であり，受け入れやすい。
7．目的とする疾病の自然史がわかっている。
8．患者，要観察者に関する追跡 follow-up システムが確立している。
9．スクリーニング事業の費用－便益が成立する。
10．スクリーニングの意味，内容が受診者に周知されている。

め，疾患のスクリーニングというよりは「将来病気になるかもしれない要観察者」を拾い出さなくてはならない場合もある。偽陽性・偽陰性を多く含むことをむしろ意図しておかなければ，よい支援はできない。

　メンタルヘルスのスクリーニングについては，このような特徴があり，表4における「患者，要観察者に関する追跡 follow-up システムが確立している」ことが非常に重要だといえるだろう。これがあって初めて，スクリーニング陽性者の最終的な診断を見極め，支援方法を考えることや，偽陽性であっても一時的には何らかの支援が必要なケースへの適切な対応が可能となる。

X　質問紙の後の面接の意味

　上記のような意味で，EPDS の点数を確認した後の面接は重要である。スクリーニング実施後の面接の目的は2つある。

　ひとつは，当然ながら，スクリーニングされた人の詳しい病理を判断することである。質問紙によるスクリーニング後の専門家による確定診断の流れとしては，質問紙の点数がついた早い段階で精神科医や臨床心理士が面接するのがベストである。しかし，新生児訪問や乳児健診の場でこれらの職種が

いつも立ち会うというのは現実的でない。まず保健師や助産師が面接し，その後にメンタルヘルスの専門家が会うことになるだろう。第5章で示すような相談窓口に紹介してもよいし，これらの相談窓口がなければ，地域のメンタルヘルスの専門家に紹介して，判断を仰ぐことになる。

　面接の第2の目的は，このような専門家の診察への勧めも含めて，支援を受けることへの動機づけや導入を行うことである。本人が治療動機をもって医療機関を受診する場合とは非常に異なり，スクリーニングから支援がスタートする場合は，最初に対応した人から最終的治療者まで，何人かの支援者が介在するのが普通である。このような支援者間のリレーでようやく支援にたどりつくスタイルの場合，「対応した人の感じが悪い」「同じことを何度も聞かれた」「引き継ぎが悪い」「保健センターが遠い」「クリニックが遠い」などいろいろな理由が重なって，ドロップアウトすることになりかねない。どこかの段階で本人のニーズをきちんと聞くプロセスを踏まなければ治療や支援にたどりつかないことも多い。もし各段階で，「相談してよかった」という体験があれば，紹介される先である精神科治療にも期待をもつことができる。精神科治療が必要のないケースも，「相談して心が軽くなった」という経験をすれば，相談へのハードルが低くなり，追い詰められて虐待に至るという展開を少し抑制できると思われる。

　面接の第1目的である，病理の評価，特にメンタルヘルスに特化した専門家でない支援者が，育児状況を見ながら暫定的に病理を判断していく方法については，第5章の実践の部分で詳しく示す。ここでは，第2の課題である治療への導入について考えたい。特に，治療への本人の関与を高めるための「動機づけ」の理論について触れておきたい。

XI　動機づけ理論

　近年，精神医学の領域では，「動機づけ」という考え方が活用されている[6, 12]。従来から，健康科学の分野では，「タバコをやめる」などの行動を促進するために，動機づけの理論が用いられている[10]。精神科領域でも，「ア

ルコールをやめる」などは，まさしく本人の動機づけが必要な分野だが，このような明らかな嗜癖行動以外でも，動機づけの考え方が応用されるようになってきている[3]。

　この考え方の基本は，「行動変容」である。長年続いて自分の一部になってしまっている「喫煙」「飲酒」などの行動を，周囲がいくら「やめろ」と言っても本人が変えるのは難しい。また，周囲が「このままでは大変なことになる」と嗜癖行動の害を強調しても，何も変わらないことがほとんどである。しかし，一見，行動はまったく変わっていないようでも，本人は「このままではいけないかもしれない」と思いはじめていることもある。「このままではいけない」と思っても，「どうせ変われない」という後ろ向きの考えが邪魔をすることもある。動機づけでは，「変われ」と命令するのではなく，その行動の背景を話し合って，「変わる可能性を話し合っていく」のが特徴である。

　健康科学の分野では，「がん検診を受けたがらない人に健診を受けさせる」などの行動変容についてもこの考え方が活用できるとしている。産後のメンタルヘルス分野でも，治療が必要なのに放置してしまっているケースには，「支援を受ける」「治療してみる」という行動を促すには有用な考え方だろう。

　精神科では，伝統的に自分に問題があると理解する「病識」や治療動機は，「あるかないか」という二分法で考えられることが多かった。しかし，動機づけ理論は単純な二分法でなく，治療動機は段階的に変化していくと考えられている。確かにこの方が現実に合っているように思われる。動機づけ理論における行動変容とは，表5に示したような，いくつかの段階を経て行わ

表5　動機づけの諸段階

| 1．前熟考期 |
| 2．熟考期 |
| 3．準備期 |
| 4．行動期 |
| 5．維持期 |

れる。

「前熟考期」は，いまだ自分の行動を変えようとはまったく考えていない時期である。例えば禁煙の場合，喫煙が必要とは考えず，「我慢するより好きなことをやって早死にした方がいい」「自分の親だって，喫煙しながら長生きしたんだから，よけいなことは言わないでほしい」と考える時期である。

「熟考期」は，「友人ががんになった」とか「風邪が長引いてがんを疑われた」という体験があり，「このままではいけないかもしれない」と思う時期である。

「準備期」は，禁煙するにはどうすればよいかと人に相談したり，自分で調べたりする時期である。「行動期」は，実際に治療を受ける時期である。

治療を始めても，そのまま禁煙行動が続けられるとは限らず，後戻りしてしまう場合も多い。安定した「維持期」に至るまで，この諸段階を行きつ戻りつしながら進んでいくと考えられている。

動機づけを視野に入れた面接では，「変わりたい」が「変われない」という2つの気持ちが同時にあることを積極的に取り上げる。そして，「変わるとどのようなメリットがあるか」をリスト化したり，「変わると何を失ってしまうのか」「変われない理由には何があるだろうか」などを考えひとつひとつ検討していく。これによって，ここを変えればうまくいくかもしれない，という部分が明らかになるはずである。

例えば，**表6**の上部は禁煙を例にとって，変化することのメリット・デメリットの例を示している。「タバコをやめるデメリット」では，気分転換や食欲について挙げているが，これらがコントロールされれば，対策を一緒に考えることで禁煙を勧めやすい。また，産後，それまで未治療の摂食症が発見された人に治療を勧める表6の例でも，通院すると失うもの，あるいは通院について何が心配かという「通院のデメリット」をしっかり話し合うころで，少し行動変容が望めそうである。

産後のメンタルヘルスの領域では，長年未治療の精神症状をもつ人が少なくないのだが，このような人に産後のスクリーニングをきっかけに治療を勧める場面では，この理論を活用するとよいだろう。うつ，パニック，摂食症

表6　変化することのメリット，デメリット

〈禁煙の例〉

＊タバコをやめるメリット

- 健康になる。
- お金が減らない。
- 化粧ののりがよくなる。

＊タバコをやめるデメリット（やめると失うもの・やめると何が心配？）

- 気分転換の方法が他にない。
- 食欲が出すぎると心配。

〈「産後摂食症について初めて治療を受ける」例〉

＊摂食症について精神科で治療を受けるメリット

- ときどき体調が悪い時，検査が受けられる。今は，身体が本当に悪いのか気のせいなのかわからない。
- 過食がすぐ治るとは思わないが，ときどき睡眠剤がもらえるなら嬉しい。

＊摂食症について精神科で治療を受けるデメリット（通院をすることで失うこと・何が心配？）

- 通院時間がとれないのでは？
- 子どもを連れて通院できないのでは？
- お金がかかるのでは？
- 自分が精神科に行かなきゃいけない人，と思うと落ち込む。
- 本当に治るのか？
- 今頃来ても遅いと言われるのでは？
- よくなったらよくなったで，家族に，「だから早く行けと言っただろう」と責められると思う。これを考えると絶対いや。

などのさまざまな症状が未治療のままな人の多くは，育児期間に「このままではいけないかもしれない」と頭では考えるようになる。この意味では，どのような症状にとっても，出産は前熟考期を熟考期に進める強力な因子となるといえるだろう。禁煙の例で言うと，前熟考期に，「タバコは有害です。このように禁煙しましょう」といくら説いても受け入れられないが，同じ情報も熟考期には，非常によく吸収される。このような意味で，産後は，その後の治療のためには，かなり重要な時期だと言える。

XII　本人の理解と専門家の理解の統合

　動機づけ理論が示すように，本人の行動を変えるには，一方的に支援者の理解を押しつけるのではなく，本人が現状をどのように理解しているのか，また本人がどのように今の問題に対応してきたかということをよく聞き，それを補う形で専門治療を提案するのがよい。その詳細は，第5章で示すが，本人の理解をきちんと聞くことが，産後うつ病の治療への動機づけに役立つ。

　ここで，面接の例を示そう。下記の会話は，第5章で示す保健センターの相談窓口で，乳児健診でEPDSが高得点だった母親に対して，精神科医が面接して治療を勧めている場面を想定している（症例は典型的な特徴を組合わせた架空のものである。以後の症例も同様）。

医師：このあいだ記入いただいたアンケートは，産後のうつなど，不調がないかどうかをチェックするものですが，いろいろな項目で点数が出ています。少しうつの傾向かなと思うのですが，ご自分ではどう思いますか。妊娠前の元気と比べて，今の状態はどうでしょう。

母親：妊娠前というのは，はるかかなた昔のことに思えます。以前と比べてと言われても，昔を思い出せない感じなのですが……。今は，妊娠前の元気の半分もないんじゃないかと思います。別人の感じです。テキパキ動けなくて，家の中が片づいていないのがストレスで……。

医師：調子の悪さを感じていらっしゃるのですね。もともとの元気の半分だとテキパキ動くのは難しいでしょう。夜は眠れますか。

母親：こま切れです。子どもが泣いて眠れないというのもありますが，子どもが寝ていても何だか眠れません。

医師：そうですか。それではテキパキとは動きにくいですね。この調子の悪さに，ご自分ではどう対応していらっしゃるのですか。

母親：家の中がきちんとしていないのが，調子の悪さの原因なので，子どもが寝ている間など，時間があると一生懸命掃除したり洗濯したりしてきました。

医師：なるほど，家の中がきちんとできないというのが，ストレスなのですね。「時間があると家事を片づける」というその対処法で，うまく

行く部分と行かない部分があるのではないかと思いますがどうですか。

母親：片づいた分，気分はすっきりするけど，身体はぐったりします。次の日に，家事の時間がとれないとまた散らかってしまって，また次の日に無理して家事をして……の繰り返しです。嫌になってしまいます。子どもが寝ている間に，と思っても，全然寝ないこともあるし，今日こそは，と思ってもうまくいきません。予定が立てられないのはストレスです。

医師：そうですか。自由時間を全部家事に使っても片づかないのならば，例えば，少し家事育児を人に手伝ってもらうというのはどうですか。

母親：家事を人にやってもらうのはすごく抵抗があります。もし子どもを半日見てもらえたら，家事をやれるので，それならいいのですが……。

医師：人に見てもらう時間の半分を休憩やお昼寝に使うというのはどうですか。

母親：休むのには抵抗があり，もし誰かシッターさんに預けたら，その初日はずっと掃除をしてしまうと思います。でも週1回とか2回とか定期的に預けられのだったら，少しは休む時間を作れるかもしれません。もし先生が，うつを治すのにそれが絶対必要と強く勧めるのならば……。お金を使ってベビーシッターを雇うのに，夫が賛成するかどうかは心配ですが……。

医師：ご主人は今の状況を「うつ」と見ることに納得なさるでしょうか。

母親：「うつ」という言葉を聞くと，本当か？と思うかもしれないけど，前できていたことが全然できなくて，私がいらいらしていることには，すごく困っているとは思います。いつもの私ではないことはわかっているはずです。

医師：「うつの治療」と呼ぶかどうかは別として，今の状況をよくするには，少し支援が必要，とご説明すればご主人は納得なさるでしょうか。

母親：たぶん納得すると思います。そういう意味では，「うつかもしれないと医者に言われた」と言えた方が話がしやすいです。お金を使ってシッターを雇ってお昼寝していいのか，と思っているのは，夫というより，本当は私なので。

　このように話が進んでいけば，「あなたはうつ病かもしれない」という医師の判断はむしろ歓迎される。このケースも，もし紋切り型に「アンケートの点数が高いので，うつだと思います。休養や薬物療法が必要です」といったアドバイスだけなら，「家事が進まないのが不調の原因ですので，休むことはできません」と反対されていただろう。

　このように，本人の話をきちんと聞く場合と聞かない場合では，本人の反応が正反対になってしまうことがある。本人の解釈や対応法をよく聞けば，本人の対応法と専門家の勧める対応法をドッキングする接点が見つかり，支援を受けることに前向きになる可能性が出てくる。

　表7は，新宿区で実施した，母親のメンタルヘルス相談の予約者中の来所率等を見たものである。相談のシステムの詳細は第5章で示すが，区内の4つの保健センターでの乳児健診の際にEPDSを実施し，高得点者に保健師が面接する。月に1回，精神科医と臨床心理士が開催する相談事業があり，各センターからこの相談に予約を入れる方式である。相談は区の事業であり，4センターのどこからでも相談はできるが，相談を行っているセンターへの交通の便や当日の天候，感染症の流行など，予約通りに来所できない人が常に一定数は存在する。

　この事業を開始した年は，区内の4つの保健センターでは，それぞれの乳児健診の後，保健師は発見されたEPDS高得点者をできるだけ相談事業の精神科医か臨床心理士の面接につなごうとしていた。この時点では，「高得点だから先生に見てもらいましょう」という対応が多かったように思われる。その後，乳児健診の場でEPDSの得点を見ながら面接をする経験が増えた保健師は，必ずしもメンタルヘルスの治療が必要な例だけでなく，現実的な

表7　来所率

	相談予約者中来所率	未来所者中，連絡なし あるいは直前キャンセル率
相談事業を開始した年	49.2%	71.2%
8年後	83.6%	25.0%

生活支援が必要なケースがいることもわかってきた。つまり，このようなケースは無理に精神科医や臨床心理士と相談することを勧めず，地元で地区担当保健師が対応するようになった。また，保健師の面接の中でも，上記の面接例に示したような，本人の体験を聞いて，そこに専門家の支援を組み合わせるという工夫もできるようになり，本人が納得のいく形で専門家に紹介できるようになってきたと言える。

　相談事業を始めて 8 年後に来所率を再調査したところ，予約をした人の中で，実際に来所した人の率は，約半数から 8 割以上へと非常に伸びていた。事業開始当初は，その日来所しなかった方のうち，7 割は連絡がなかったり直前でのキャンセルがあり，こういうケースは，その後連絡をとっても，治療への導入がスムーズでない場合が多く，これらの対象には，相談自体があまり歓迎されていない印象があったが，8 年後は，これら未連絡や直前キャンセル率は25％に減少しており，その日来所できなかった場合，次の相談方法を考えられるケースが多くなってきた。

　スクリーニングを実施しても，その後の支援につながらなくては意味がない。スクリーニングが意味をもつためには，その後の治療への「つながる率」を上げることが非常に重要である。特に本人への対応，本人に理解が得られない場合の，周囲の家族への対応は非常に重要だといえるだろう。スクリーニングと動機づけが表裏一体なのは，生活習慣病などのスクリーニングと共通することである。

XIII　原因とリスク：唯一の原因か多くのリスクの中のひとつか

　医学の発展とともに，病気のひとつの原因を追い求めるより，病気のリスクを探すという考え方に変わってきた。「結核」など感染症が大きな問題だった時期はひとつの原因を探せたが，「生活習慣病」のような，ひとつの原因に特定できない疾患が注目されてきたことも関係あるだろう。

　例えば高血圧は，遺伝負因もあるだろうが，食生活，運動量などさまざまな因子が関係することはよく知られている。「タバコを吸うと肺がんになる」

という表現もあるが，タバコを吸ってもがんにならない人もいる。喫煙は唯一の「原因」ではなく，「リスクファクター」のひとつである。タバコを吸うと吸わない人に比べてがんになる確率が何倍に増える，という表現をよく見かけると思うが，これは「原因」ではなく「リスクファクター」の考え方である。この考え方には，喫煙をやめることにより，肺がんになるリスクを減らすことができるという前向きの要素が入っている。遺伝負因など，個人の努力で減らせないリスクもある。しかし，高血圧は遺伝負因だけで決定するわけではないので，他のリスク，例えば肥満を避けるとか，食事に気をつけるとか，そういった行動により，発症リスクを下げることができる。

　このことをなぜ，ここまで詳しく説明するのかというと，「過去に被虐待歴がある」という因子が，虐待することの「原因」ととらえられていることが非常に多いからである。

　実際に，「被虐待歴」についても「原因」というよりは，虐待という行動をとりやすくなるリスクのひとつととらえた方がよいだろう。また，過去の虐待があった場合，記憶の中のある特定の虐待が「原因菌」のように作用するというよりも，その後の親子関係や周囲との人間関係なども含めてトータルで考えた方がよい。虐待歴があっても，成長の過程で親以外の大人からのサポートが得られたり，本人の性格が生来前向きであるなど，虐待の影響を小さくする因子の影響で，社会生活を無事に営んでいる場合もある。このように，虐待の影響は，あまり単純化しては論じられるものではない。したがって，「昔虐待されたから自分も絶対子どもに虐待してしまう」「虐待は繰り返す」と考えるのではなく，「虐待を受けた経験があるから，虐待という行動をとりやすいリスクはあるかもしれない。だが，状況をよくする因子を増やすことにより，深刻な影響が続かないようにしよう」と考える方がよいだろう。例えば，安心できる人間関係を育てたり，自己評価の不安定さから解放される趣味や技能を身に付けるなどである。産後の母親の中にも，不適切な生育環境で育ちながら，その後は本人や周囲の力により，比較的安定した生活をしている場合も少なくない。「不適切な生育環境で育った人は，子どもが育てられないに違いない」という一方的な判断はしないようにする必

要がある。不適切な養育環境で育ちながら，「自分も虐待するのではないか」と相談に来るケースは，虐待を受けた人々の中では，人を信頼して相談しよう思いが強いケースであり，「虐待関係」以外によい人間関係を十分経験していたり，問題を解決したいという本人の前向きな力が強いという肯定的な面もあるのである。複数のリスクがあって，どれかを調節することで状況はよくなる，という見方をするとよいだろう。

　もちろん，不適切な生育環境を軽く考えすぎてしまうのは大きな問題であり，「育児」という仕事を前にして，本人が強い不安を感じるのも十分納得できることである。心的外傷後ストレス症（posttraumatic stress disorder：PTSD）の症状が出ていたり，法的な問題を抱えた人は，きちんと対応する必要があるが，生育歴ですべてを説明しすぎない視点も重要である。

XIV　まとめ

　スクリーニングは，理想的な早期発見・早期介入のためには欠かせない方法だと考えられるが，実施については考慮すべき点が多い[11]。

　Gray と Raffle は，『スクリーニング：エビデンスと実践』という著書の序の中で，「すべてのスクリーニングは害を伴う。なかには，益のあるスクリーニングもあり，さらにそのなかには益のほうが害より大きく，それも低コストで実施できるものもある。このような場合にのみスクリーニングを行うべきだが，残念ながら，多くのスクリーニングは，この原則が証明されないのに実施されていたり，現実に応用する際に原則からはずれたりしている」（筆者抄訳）と述べている[4]。精神疾患については，精神科診断に対する偏見がまだ残っている現在，スクリーニングは慎重に行う必要がある。精神疾患のスクリーニングは，身体疾患のスクリーニングのような血液検査などではなく，精神症状の自己申告によるものなので，シャープさに欠けて見えるかもしれない。多くの場合，「広めにとって経過を見る」という方法になるが，広めにとった中には，支援が必要なもの，将来，よりはっきりとした疾患に発展するものも含まれることを十分意識し，経過観察を怠らないように

しなくてはならない。

　産後のスクリーニングについては，「うつ病」など特定疾患だけをスクリーニングするわけにはいかない。不安症（不安障害），摂食症（摂食障害）など，生活機能や育児機能に影響を与える精神疾患は多様である。また，特定の疾患の診断基準をたとえ満たさないケースでも，生活機能が低下して育児に支障をきたしていれば支援は必要である。このような意味で，地域での産後のメンタルヘルスの領域は，スクリーニング学としては，やや難しい応用問題である。スクリーニングがレッテル貼りにならないようにしながら，総合的な支援を行っていく必要がある。

文　献

1 ）Cox J, Holden JM, Sagovsky R：Detection of postnatal depression development of the 10-item Edinburgh Postnatal Depression Scale. British Journal of Psychiatry, 150: 782-786, 1987.

2 ）Cox, J, Holden J：Perinatal Psychiatry: Use and Misuse of the Edinburgh Postnatal Depression Scale. Gaskel, 1996.

3 ）Geller J, Cockell SJ, Drab D：Assessing readiness for change in anorexia nervosa: The psychometric properties of the readiness and motivation interview. Psychological Assessment 13: 189-198, 2001.

4 ）Gray M, Raffle A：Preface. x-xi, In Raffle A, Gray M（Eds): Screening; Evidence and Practice. Oxford University Press, 2007.

5 ）Harris B, Huckle P, Thomas R et al：The use of rating scales to identify post-natal depression. British Journal of Psychiatry, 154: 813-817, 1989.

6 ）Miller W, Rollnick S：Moitvational Interviewing. The Guilford Press 2002.（松島義博，後藤恵訳：動機づけ面接法．星和書店，2007.）

7 ）日本疫学会：はじめて学ぶやさしい疫学——疫学への招待．南光堂，2002.

8 ）Nishizono-Maher A, Kishimoto J, Yoshida H et al：The role of self-report questionnaire in the screening of post-natal depression in central Tokyo: A total community sample survey. Social Psychiatry and Psychiatric Epidemiology, 39: 185-190, 2005.

9 ）岡野禎治，村田真理子，増地聡子他：日本版エジンバラ産後うつ用自己評価票（EPDS）の信頼性と妥当性．精神科診断学，7: 525-533, 1996.

10）Prochaska JO, DiClemente CC：Transtheoretical therapy: Toward a more integrative model of change. Psychotherapy: Theory, Research, and Practice, 26: 494-503, 1982.

11) Raffle A, Gray M：How screening started. pp.1-31, In Raffle A, Gray M（Eds）: Screening; Evidence and Practice. Oxford University Press, 2007.

12) Rollnick S, Miller W, Butler CC：Motivational Interviewing in Health Care-Helping Patients Change Behavior. The Guilford Press, 2008.（後藤恵監訳：動機づけ面接法実践入門——あらゆる医療現場で応用するために．星和書店, 2010.

13) 笠真由美, 山川博之, 西園文他：メンタルヘルス質問票結果からみえた乳幼児健診の新たな役割——母子保健分野における母親の精神的支援のあり方．第106回東京都保健医療学会, 2002.

14) Whitton A, Warner R, Appleby L：The pathway to care in post-natal depression: Women's attitudes to post-natal depression and it's treatment. Brit J General Practice, 46: 427-428, 1996.

15) 吉田敬子：母子と家族への支援——妊娠と出産の精神医学．金剛出版, 2000.

16) 吉田敬子編：育児支援のチームアプローチ——周産期精神医学の理論と実践．金剛出版, 2006.

第3章　産後に見られるさまざまな病状

I　メンタルヘルスの評価について

　この章では，産後に見られるメンタルヘルス上の個々の問題について考える。その前に，まず，メンタルヘルスの評価の際に配慮すべきことについて確認しておきたい。

　表1に，メンタルヘルスを評価するときに頭に入れておくべき項目を示した。子育てに問題があるケースに，メンタルヘルスの専門家の立場で関わるときには，診断や病理をきちんと評価するのがまず一番の役割である。今，その女性が抱えている困難が，うつ病によるものなのか，産褥精神病によるものなのか，「抑うつ的」ではあるが今すぐ薬物療法を強く勧めるほどでもないのか，あるいはもう少し症状が強くなれば勧めた方がよいのかなど，きちんとした見通しを示すことが必要である。

　「今の段階では，診断は何とも言えない」という場合もあると思うが，そ

表1　メンタルヘルス評価のポイント

1．精神症状の評価
2．経過の理解
3．症状が生活機能やコーピング能力に与える影響の評価 　＊自分の生活の領域 　＊子育ての領域 　＊他の家族の世話の領域 　＊仕事の領域

の場合は，関与する職種にきちんと伝える。本人や家族にも，わかりやすい言葉で，専門家としての見立てを伝えることが重要である。

　診断名そのものは，当事者にはあまり意味をもたなかったり，言葉だけが独り歩きをして，誤解を招くこともある。当事者から求められているのは，「このような点に注意して経過を見ていきましょう。その間はこのように対応しましょう」「もしこういう症状が出てきたらこうしましょう」というアドバイスである。評価をあいまいにして「まあ，気楽に子育てしてください」というアドバイスでは，関連職種はその後の支援に戸惑ってしまうし，当事者も困ることになる。

1. 経過の理解

　次に，経過の評価が重要である。同じ抑うつ状態でも，妊娠前から連続しているものと，産後急に始まったものでは，本人の生活へのインパクトも異なる。EPDS などの質問紙を使った場合，例えば，産後の EPDS が20点の人が，いつごろからその状態なのかを確認しなければ「EPDS 15点の人より緊急に支援が必要」と一概には言えない面がある。EPDS の過去のデータはとっていなくても，もし妊娠中に EPDS を使用していたらどれくらいだっただろうか，と考えてみることが必要であろう。

　経過と出産の関係として，「うつ」の経過を題材にして考えてみる。**図1〜4**に，うつの経過と出産との関係について，いくつかのパターンを示した。

　まず，図1のパターンAであるが，これはこれまでうつの既往がなく，出産後に初めてうつを経験しているケースである。狭義の「産後うつ病」である。発症に至った因子としては，ホルモンの変化に敏感な体質であったり，出産に伴って，さまざまなライフイベントが起きているなど，さまざまな因子が考えられる。これまでうつを経験しておらず，おおむね本人は健康でストレス対処能力が高い場合が多い。家族もきちんとサポート機能をもっている場合が多いが，これまで精神的不調の経験がなく，精神科にもなじみがないだけに，大きなとまどいと混乱が見られることもある。

　家族は「実は何か深い問題があるのか」「実は子育てに向いていないのか」

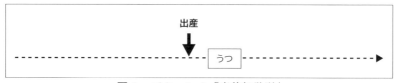

図1　パターンA「産後初発型」

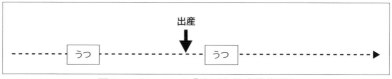

図2　パターンB「病歴あり未治療型」

などと考えてしまう場合もある。産後の時期を過ぎれば，回復は早いが，支援や治療には一定の抵抗があるタイプといえるだろう。このようなケースは，後でも述べるように，産後のうつ状態は，本人の生育歴や深層心理などの問題ではなく，ホルモンの変化やライフイベントの重なりによるもの，という説明を強調する必要がある。

　図2のパターンBは，すでにうつを経験しているが，治療経験がなく，産後のうつでも受診していないケースである。うつに限らず，他の疾患でもこのようなタイプは多い。何らかのコーピング方法はもっていて，受診せずに過去の病期から回復していることが多い。しかし，コーピング法は往々にして，「仕事を休んで2〜3日朝から布団をかぶって寝る」「仕事をやめるなどうつの原因となった環境を離れる」などが多く，出産後には簡単には活用できない。特に，「ストレスのもとを離れる」という方法で対応してきた人は，「育児をやめることはできない」ため，このうつうつとした気分が続くのだと考えてますますうつ症状が重くなることが多い。また，産前は，軽い不眠など早い段階で「海外旅行に行く」「飲み歩く」といった方法で元気を回復していても，産後は，「外へ行って気分転換をする」コーピングができなくなるため，症状が悪化する場合も少なくない。パターンBの人が過去に受診しなかったのは，仕事が多忙など，物理的に受診が難しかったという場合も

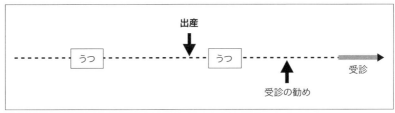

図3　パターンB′

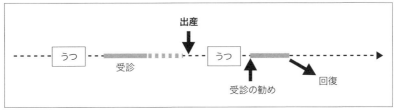

図4　パターンC

あるが，「人に頼らず自分で何とかする」ことに自信とプライドをもっている場合も多い。

　そうしたパターンBの人に支援を開始する際には，本人に，「もともとあなたはコーピング能力が高い。これらのコーピングができる状態ならば，治療が必要な状況にはならないタイプでしょう。しかし産後はこれらのコーピングができないところが問題。精神科で少し薬物療法を行ったり，育児の支援を頼むなどして，旅行に行ったりスポーツしたりするなど自分のコーピングができるところまで専門家がお手伝いしようと思うがどうでしょうか？」と伝えるようにする。

　もし，図3のB′のように，産後のうつエピソードの後，受診の勧めに応じれば，産後に生じたうつへの対応だけなく，過去のうつエピソードを振り返りながら，本人のコーピング法を改善するなどの対応も考えることができる。第2章の視点1と2の両方に対応できるといえるだろう。これまで，「人には頼らない」「相談しない」コーピングを進めてきた人が多いので，産後のうつをきっかけに，これらが少し和らげば，今後の適応のためにも役に

立つ。

　図4のパターンCは，すでに治療経験があるタイプである。精神科を受診していたが，妊娠中は薬物療法をストップしたために，受診が途絶えている場合が多い。このようなケースは，「精神科における治療」のイメージがしっかりあるため，受診への抵抗は少ない。それまでの治療歴を考えると，以前通っていた医療機関を受診するのが最もよい。しかし以前の主治医から，「今は薬の処方ができない。受診しても特にやることがないから，来なくてよい」，あるいは「産後が大変なのは当然なので，薬に頼らずに頑張るように」というアドバイスを受け，足が遠のいている場合もある。この場合は，新たな病院を紹介してもよいだろう。医師だけでは，育児の細かい質問への回答やアドバイスが難しい場合は，保健センターの保健師の支援と連携するなど，工夫をするとよい。

2．生活機能やコーピングの評価について

　表1には，精神症状の評価と経過の理解に加えて，症状が生活に与える影響の評価とコーピング能力の評価についても挙げた。前項で示したように，現在の症状の評価と経過の中での今の症状の位置づけをしながら，症状がどれくらい本人の生活に影響があるかを見ることが，本人のニーズに合った支援を提供することにつながる。

　同じような症状，同じようなEPDS得点であっても，生活への影響は異なる。母親自身への影響と，子育てへの影響で若干レベルが違う場合があることは，第2章で示した通りである。また，他の家族の世話や仕事をしている人は，これらにどれだけ影響が出ているか評価することも重要である。この章の各疾患の説明に挙げたように，以前は同じような症状があっても，さまざまな気分転換をすることで乗り切れた人が，産後の外出が難しい生活の中で，以前と同じレベルの症状にまったく対応できないということはしばしば見られる。このような場合は，症状だけを問題視するよりは，本来の本人のコーピング能力を回復するアプローチも行った方が，本人の協力が得られやすい。

コラム2　育児は「次へ行けない」

　都心の保健センターで，産後のメンタルヘルスを支援する事業を始めて20年以上になる。月に1度，臨床心理士2名とともにセンターへ赴き，保健師と一緒に症例検討や実際の面接を行う。お会いするのは，乳児健診の時に質問紙を配り，高得点の方には保健師が声をかけるというプロセスを経た，妊産婦である。これら対象者には，クリニックなどに自ら診療を求める方々とは違う病状や疾病観の方が含まれている。当初はそのようなことは予測していなかったのだが，この相談室での仕事を通じて，私の中のメンタルヘルス観はずいぶん変わった。

　まず，世の中にはいろいろな精神症状があり，治療を受けずに治っているケースが多いことに驚かされた。例えば，ある方にこれまでの病歴をお聞きしたところ，「高校生の時，拒食症になったことがありますが，それが何か？」的な反応であった。今の状況に関係のある病歴のように思われたので，どのような病状で，どのような治療を受けたかをお聞きしたのだが，「治療は受けずに治りましたが，受けた方が良かったですか？」と言われ，答に窮した。私は「治療をせずに治ったんなら良かったじゃないですか。でもよく治りましたね，どういうふうに治りました？」と摂食障害の治療のプロセスを教えていただいた。

　このような展開はしばしばある。「これまでも何度かうつにはなりましたが，病院なんか行かないで治りました」と言う方が珍しくないのである。「だって会社が原因だったから会社辞めたんです」「彼氏が原因だったから別れました」というように。

　これらは一見，なるほど，という対応なのだが，精神科医としては「うつの最中に退職や離婚など人生の大きな決断はしないのが鉄則」「会社が悪いから会社を諦めるという短絡的な行動をすると，後悔してもっとうつが悪くなる」と教わったはずなのに，あのうつ病治療の「鉄則」とは何だったのだろう，といささか混乱する。ひょっとしたら，世の中には「嫌なら辞めて次（の職場や恋愛）へ」という対処法でうつが回復している人が案外多く，精神科を受診するのは特殊な群なのではないだろうかと思うこともある。もちろん「次へ行く」で解決しているのは心因性，精神科にたどり着くのは内因性という解釈も可能ではあるが，そうした方たちの話を聞く限りにおいて，

症状に決定的な差があるようにも思えない。

　しかし，そうした「次へ行く」「危険からは逃げる」型の方々は，多くの場合「子育てはこれまでのうつと違って，逃げられないじゃないですか。だから私はきっと一生うつなんです」というように悩みが深くなっている。近年，「治りにくいうつ」が話題になりがちだが，治療せずに治っていくうつもまたたくさんあり，それらの方々が育児に限ってはつまずいているというのは知らないことであった。

（出典：学術通信101号，岩崎学術出版社，2012）

II　産褥精神病，産後うつ病を中心とした有病率

　従来の産後精神医学研究は，うつ病，産褥精神病が中心だった。うつ病も含めて psychoses（精神病）[注1] という記述もしばしば見られる。Psychoses の中には，躁うつ病（双極症）や，schizoaffective disorder（統合失調感情症）も含まれる。従来は，精神科では，入院治療を要する重症例を中心に扱っていたため，psychoses の記述中心になったという事情があるだろう。過去の研究を見ると，「躁うつ病の病歴があると産後うつ病のリスクが上がる」「産褥精神病は，統合失調症よりも躁うつ病やうつ病との関連が深い」など，psychoses の範疇の疾患の間の相互関係が論じられてきた[3, 4, 11, 16]。

　例えば，この領域の有病率の基礎を示した著名な研究に，Kendell らの1987年の論文[7] がある。彼らは，地域の精神科病院への入院記録を解析し，妊娠前，妊娠中，産後の女性の入院数の推移を検討した。入院数をカウントしたところ，妊娠前の女性の入院数は，平均すると 1 カ月あたり10.0件なのに対し，妊娠中の平均入院数は7.0件で，妊娠中の精神科入院数は妊娠前に

注1）精神病 psychosis：Psychosis を日本語に訳すと「精神病」である（psychoses は，psychosis の複数形）。「精神病」というと重症なものがイメージされると思うが，精神病理学でいう「精神病」は，統合失調症，統合失調感情症，躁うつ病，うつ病の一部を含む。純粋に心理的ストレスだけで発症するのではなく，何らかの生物学的要因があると考えられる場合が多い。

比べて有意に低かった。出産直後の30日間の入院件数は68件であり，妊娠前の約7倍であった。このうち51件は，ICD-9 [注2] の295（精神分裂病），296（躁うつ病），297（妄想状態），298（その他の非器質性精神病）に相当するfunctional psychoses であった。2カ月目の入院数は39件，3カ月目は23件と減少したが，出産後2年間は入院数が高い状態が続いた。最初の3カ月を計算から除外しても，4カ月以降2年間の入院数は妊娠前より有意に高かった。

　Kendell らの研究は，psychoses は，妊娠中には減り，産後は増えることを示している。これは，非常に重要な知見である。以前から，統合失調症で妊娠した場合，異常体験などが妊娠中は比較的軽いことが経験的には知られていたが，これが数値的に示されたと言える。その後の産後メンタルヘルス研究では，Research Diagnostic Criteria（RDC）[18] などの診断基準も用いられた。

　本章では，現在，産後のうつ病分野以外でも広く用いられるアメリカ精神医学会の Diagnostic and Statistical Manual（DSM）[注3] -5-TR（DSM-5-TR）[1] をひとつの道具として用い，産後の精神病理を記述してみる。

1．DSM-5-TRの特徴と使い方

　DSM では，診断基準を満たせば，複数の診断が併存する場合もあると考える。古典的な精神病理学では，あまり併存診断は考えず，何か中心的な疾患があると考えることが多いが，DSM では，うつ病と空間恐怖を伴うパニック症という2つの診断を下すことができる。統合失調症と双極症など，比較的重症な疾患の診断を重ねることはないが，うつ病と神経性過食症，うつ病とパニック症などの重なりはしばしばある。診断項目に当てはまるかどう

注2）ICD-9：International Classification of Diseases 国際疾患分類の第9版。過去には，アメリカ以外の国では，ICD の方が使われることが多かった。

注3）Diagnostic and Statistical Manual of Mental Disorders（DSM）：アメリカ精神医学会が作成しているさまざまな精神疾患の診断基準集である。どの項目が当てはまるかというチェックリスト的なもので，この方法は操作的診断基準と呼ばれている。

か，が判断の基準となる「操作的」operational な診断である。そして，このような診断法に従い，ある疾患（診断）に加えて，もうひとつの疾患（診断）の診断基準を満たせば，それをコモビディティ comorbidity つまり，併存症，併存診断と呼んでいる。

産後のうつ病に，パニック症などのコモビディティが見られることは珍しくないが，うつ病の確定診断と，確定診断にはならない「閾値下」のアルコール乱用の併存や，閾値下のうつ病と，パニック症の確定診断など，症状の濃淡の組み合わせはさまざまである。

当然，この考え方には問題もある。例えば，診断名を並列してしまうと，中心的な疾患があるのかどうかがわかりにくく，治療計画が立てにくいこと，また複数の診断名を挙げると，当事者には重症という印象を与えてしまう，といった問題がある。DSM はときどき改訂されるが，そのたびに診断基準が異なってしまうという不便さもある。

一方，産後うつ病のスクリーニング質問紙である EPDS を使用して，スクリーニングをしている場では，DSM を活用してまず「うつ病」があるのかを確認し，もし「うつ病」が「閾値下」ならば，何か他の疾患のために EPDS が高値になっているかを確認する。こうした流れでコモビディティを確認していくのは，実践的である。古典的な精神病理学になじみのある精神科医や心理職など，患者をじっくり治療する立場の専門家の間では，DSMのチェックリスト的な手法は患者の病理の把握には不十分と感じているところもある。しかし，さまざまな専門家が連携して働く場では，「このような症状があるから，このお母さんをうつ病と呼ぶ」という指標として，DSMは便利である。

診断基準をすべて満たして，確定診断がつくかどうかの判断以上に，診断基準の診断項目をひとつひとつ検討するところに意味があるといえる。古典的な精神病理学では，「うつ病」という大きな診断で，軽いパニック発作やアルコール乱用傾向などは説明できてしまうので，それ以上チェックリスト的には症状を拾い上げないこともある。一方，併存するものはすべて拾い上げる DSM 方式では，少しでも存在する症状は明るみに出して検討する傾向

がある。現実的な支援の場面では，このときの情報が役に立つことがしばしばある。

　産後見られるさまざまな精神病理について，DSMに該当する診断基準がある場合は，その特徴や対応法について考え，さらにコモビディティがあるときの考え方について検討してみたい。DSMは今後改訂される予定があるので，診断の細目にはこだわらず，日々の対応に必要となる病理の理解を中心に考えてみたい。

III　個々の精神病理

1．マタニティブルー

　「マタニティブルー」とは，出産直後に気分が沈んだり，涙もろくなったりすることである。出産という喜ぶべき出来事の後，母親が泣いているのを見て，周囲は驚いたり，叱責したりしがちである。多くは，急激なホルモン環境の変化によるものと思われ，一過性の経過である。特別な治療は必要なく，支持的に接していれば回復することがほとんどである。

　産後のうつ病とは独立の病態と考えられているが，マタニティブルーを経験した者の方が，経験しない者より産後のうつ病の発生率が高いという関係にはある[2]。なかには，マタニティブルーが長引いてそのまま産後のうつ病に移行するように見える場合もある。なお，DSM-5-TRには，マタニティブルーという病名は挙げられていない。

2．産褥精神病

1）病理の特徴

　これは，1000の出産に約1例と，うつ病・うつ状態に比べると，割合は少ないが，古くから記載がある疾患である[2]。「精神病」という病名から想像できる通り，妄想的な部分もある。しかし，困惑，焦燥感などが目立っており，周囲から見ると，日頃の本人とは様子がかなり違って見える。内面的に何かにとらわれて不安げであるが，周囲にはその意味がわからない場合が多

い。焦燥，困惑と表現されることが多く，特有の困惑状態には，アメンチアという用語が用いられることもある。

妄想の内容は「自分は悪魔の子を生んでしまった」など，子どもに関するものが多い。発症時期としては，産後2週間以内に現れることが多い。日本では，産科から退院して間もない時期である。上記のような子どもに対する否定的な妄想をもっていると，子どもに危害を加えてしまう危険性もあるので，注意が必要である。産後の早い時期に，「育児ノイローゼ」で子どもに危害を加えたという報道がなされているものの多くは，産褥精神病のケースと思われる。これは，精神症状を治療すれば改善し得る「虐待」（第1章）であり早期の対応が望ましい。

２）対応のポイント

産科からは退院し，新生児訪問や乳児健診の前で，家族はどこに相談したらよいのかとまどうことが多い。もし相談があった場合は，早めに精神科を紹介し，薬物療法を開始することが必要である。

本人は自分のことをうまく説明できず，不眠を訴えるだけの場合も多い。夫，母親などキーパーソンが状況をよく理解し，受診に同行して，日頃の本人との違いを説明する方がよい。保健センターではこのような受診がすみやかに行われる支援が必要になる。受診を受ける側も，産後1カ月以内にこの症状をもつケースが現れたら，「育児に不慣れなお母さん」と軽く考えるのではなく，産褥精神病の可能性を考えて対応する。

危険な妄想がある場合には，入院が必要な場合もある。抗精神病薬等を使うことによって症状そのものの改善は早くなる。しかし，「自分の子どもでなく悪魔の子ども」と思ってきた子どもを今後も育てられるようになるためには，「愛着関係を育てる」（第6章）支援が必要である。日本では，子どもも一緒に入院する母子ユニットでの治療は難しいが，症状の安定化だけでなく，その後の母子関係に注意して支援する（第2章）。

産褥精神病を一度経験した母親は，次の出産の後にも同様の症状が見られる場合もある。次に妊娠した場合は，産後同じような症状が出たときにすぐ治療が受けられるよう，受診先を探しておくよう伝えておくのが望ましい。

3．産後うつ病

1）病理の特徴

　産後のメンタルヘルスで最も中心となる疾患である[2,6]。産後でない時期に発症するうつ病と，基本的には同じ疾患であるが，産後特有の表れ方もある点に注意する。

　（1）特徴的な症状

　表2に，うつ病の一般的な特徴を示す。DSM では，産後うつ病という特別な診断基準はなく，一般的な診断基準を使っている。では，一般的な症状が，産後にはどのような現れ方をするかを考えてみる。

① 抑うつ的，楽しいはずのことが楽しくない

　ほとんど1日中，ほとんど毎日，抑うつ気分を感じるか，楽しいはずのことが楽しく感じられなかったり，これまで興味があったことに興味がなくなったりするのが中心的な症状である。

　産後のケースでは，子どもがかわいいと思えない，興味がわかないという症状になる場合は，育児に直接的な影響がある。「子どもがかわいくない」

表2　うつ病の一般的な特徴

（1）一日中憂うつな気分がある。
（2）楽しいはずのことが楽しくない。
（3）食欲が減退し，体重が減少する。過食があり体重増加するケースもある。
（4）早朝覚醒，浅眠などの睡眠障害がある。睡眠過多のケースもある。
（5）そわそわと行動してしまう精神運動性の焦燥が見られたり，気持ちは焦っても行動ができない精神運動性の制止が見られる。
（6）疲労感や気力減退がある。
（7）自分は価値がないという考えや，罪悪感がある。
（8）思考力，集中力が減退し，決断することが難しい。
（9）死んだ方が良いと考えたり自殺企図をする。
これらがほぼ毎日，2週間以上続き，病前に比べて支障が出ている場合，DSM-5-TR ではうつ病としている。DSM-5-TR では，妊娠中あるいは出産後4週間以内のものは，「周産期発症」と記載する。

という訴えは，必ずしも母性欠如ではなく，うつの症状ではないかと視点を変えることがまず重要である。EPDS でも，「面白いことを面白いと思えない」という症状は聞くようになっている。これらを聞く場合，妊娠前との比較が重要である。産後，疲労や気分の波はあるかもしれないが，妊娠前に楽しめていたテレビ番組を見れば，それなりに楽しいかというように確認するよい。「以前楽しめていたことが楽しめますか」という表現に対して，時間がなくて楽しめないという意味で解釈する人もいるので，気持ちの問題を聞いていることがはっきりわかるように聞くことが重要である。

② 体重減少，不眠

　体重減少やほとんど毎日の不眠という症状には，注意が必要である。産後の場合，体重変動の解釈は難しい。出産後，当然妊娠中より体重が減るが，産後母乳を与えている場合は，かなりのエネルギーが母乳に失われ，体重が減少することは珍しくない。妊娠前に比べて著しく体重が減っているとき，また，増えているときは，食欲や食べ方について確認するとよい。

　「忙しくて，ちゃんとは食べられない」という母親には，本当に多忙なのか，食欲不振や不調について話したくないのか，気をつけて聞く。「お腹がすくか」「おいしく食べられるか」等を確認するとよい。

　睡眠についても，具体的に聞く。授乳や子どもが泣くために母親も睡眠不足になっている場合は，母親のうつとは異なる現象である。「子どもは寝ているのに」「寝られる状況なのに」「疲れているのに」眠れない日が多い場合は，母親自身の不眠であり，うつの可能性を考える。

③ 精神運動性の焦燥または制止

　診断基準に挙げられている「制止」というのは，行動が遅くなっているという意味だが，診断基準にあるように，自分の感覚として行動がのろいというだけでなく，周囲の人から見ても，日頃なら簡単にできることに時間がかかっている状態である。

　「妊娠前にできていた身の回りのことや家事を100％とすると，今どれくらいできていますか」「お子さんの世話があるからできない部分もあるでしょうが，そうでなくて，自分の行動が遅くてこなせないという方が多いでしょ

うか」というように聞いていく。全般的に，妊娠前の半分以下しか身の回りのことができていない場合は，かなり生活機能が落ちているといえるだろう。いろいろやりたいことがあると焦るばかりで，きちんと行動に移せない「焦燥」の症状も珍しくない。これは集中力の症状とも密接に関連する。

④ 易疲労性・気力の減退

　これもしばしば見られる。「憂うつ」「悲哀」というような，気分の問題よりも，とにかく気力が出ないのが困る，というケースも多い。体調の悪さを伴って，いわゆる「仮面うつ病」のような状態となり，本人は，身体の病気ではないか，あるいは「こういうのを『産後の肥立ちが悪い』と言うのだろう」と思っている場合も多い。なかには，甲状腺機能低下症ほか身体疾患を疑わせるような症状の場合もあるので，一通りの身体チェックは必要である。この場合も，「妊娠前の元気を100とすると，今どれくらいですか？」と聞くと，今の状態の深刻さがわかる。60～70％でも本人の自覚は強いが，50％以下だと日常生活に支障をきたすことが多い。ここまで具合が悪いと周囲も気づくが，60～70％の段階で，本人は困りながらも，あまり外にはそれを見せないよう頑張っている場合は，本人はかなり苦しい状況である。

⑤ 無価値観・罪責感

　「自分なんか生きている価値のない人間だ」という特に育児に特定しない訴えの場合もあるが，産後の場合は，「自分は母親失格だ」というふうに，育児に関連した訴えになることが多い。例えば，サラリーマンがうつ病になった場合は，「自分は会社にとって，いてもいなくてもいい存在だ」という無価値観があり，将来に対しても，「自分がこのまま会社にいても皆に迷惑をかけるだけだ」という悲観的な考えをもちやすい。

　産後の母親の場合，将来への悲観の対象が，自分ではなくて子どもになる場合がある。例えば，育児書に書かれているものよりも，寝返りを打つようになる時期が少し遅いというだけで，「この子は障害者に違いない。このまま生きていても周囲に迷惑をかけるだけになるだろう」という悲観的な考えをもってしまうなどである。これらは，母親が重症のうつ病の場合，子どもを傷つけるきっかけとなる。

　このような「寝返りが遅いことを気にしている」という一種の「育児不安」に見える症状がうつ病の症状である可能性に気づくことが必要である。

　後でも触れるが，このような悲観的な気分のときに，最近メディアでよく書かれる「虐待は連鎖する」といった文章に触れると，自分の生育歴をかなり悲観的な気分で振り返ってしまうことがある。例えば，「自分が子育てできないのは，自分自身が愛されずに育ったからに違いない」「そういえば，きつい言葉をかけられたり，兄弟と比べて馬鹿にされることがよくあった。あれは心理的虐待ではなかったのか」「虐待されて育った人は子どもを虐待してしまうなら，自分にはこれからも子どもを育てられない」などである。抑うつ気分の際に過去を想起してしまうのは，かなりこの気分に彩られたものであることを念頭に置いて聞く必要がある。

⑥ 思考力，集中力の減退，あるいは決断困難

　これも，うつ病に特徴的で，本人にとって苦しい症状である。

　育児は，小さい決断の連続である。「ミルクを欲しそうだと思って作ったのに，作っている間に子どもが眠ってしまった。こういう場合，寝かせておくのか」「ミルクを半分飲んだところで，寝てしまった。1時間たって起きた場合，ミルクは作り直すのか」「いつもより体温が高いが，入浴させてよいのか」などさまざまな場面で決断をしている。これらの決断にひとつひとつ深く悩んでいると，なかなか家事育児が進まず，一日中疲労困憊状態となってしまう。この症状は，あまり抵抗なく語ってもらえる場合が多いので，うつ病を疑った場合は，「育児でお忙しい毎日だと思いますが，これまでより，集中力がなくて，日常生活で困るようなことはありますか？」という質問から入っていくのはよい方法である。

⑦ 死についての反復思考

　希死念慮については，日頃から精神医学的面接に慣れていないと聞きにくいものである。EPDSの質問10では，このことを聞いている。正直に答えない人も多いのではないか，という印象をもたれることも多いが，得点分布は，他の質問に比較して，特に0点に偏っているということはない（第2章Ⅶ）。希死念慮だけについて質問する場面はあまりないだろうが，あま

り唐突に聞いても正直な答えは得られない。EPDS の質問10の回答がゼロでない場合は，EPDS 用紙を見ながら，「ここに○がついているのは，それくらいつらいということですよね」というように確認することができる。また，「それだけつらければ，何もかも面倒になってしまうこともあるのでしょうね」など，産後以外のうつのときと同じく，つらさをこちらからキャッチすることがわかる対応をすることが重要である。その上で，例えば，「必ず，今のトンネルのような状態の出口は見つかりますから，どうすればよいか一緒に考えていきましょう」など，一緒に歩む姿勢を示すのがよいアプローチである。このような会話に全然参加できないくらい具合が悪そうなときは，早めの安全確保が必要である。

　以上，産後のうつ病とはいっても，基本的には，他の時期のうつ病と類似の症状が見られること，しかし，内容的には「育児不安」のような表現型を示す場合も多いことを示した。

　表3 に，うつ病の症状の中で産後特有な表れ方をまとめた。一般的なうつ症状だけをイメージしていると，ここに示したような特徴をうつの表れだと気づかないことがあるので，注意が必要である。代表的な症状として「母乳へのこだわり」を挙げておく。

表3　うつ病の症状の産後特有の表れ方・産後特有の特徴

- 自分に関する無価値感，将来への悲観だけでなく，「この子はちゃんと育たないに違いない」というような，子どもに関する悲観が見られることが少なくない。
- 子どもに関する悲観の訴えは，「育児不安」に見え，周囲がうつ病の存在に気づかないことがある。
- 強い母乳への「こだわり」が生じることがある。うつの結果として母乳が出にくいことが，さらにうつを強める。また，周囲から強く母乳を勧められる機会も多く，自責感を持ちやすい。
- 自分自身の生育歴を，否定的気分で振り返りがちである。同時に「愛されて育っていないと子どもを愛せない」という理論に接して，「あまり可愛がられなかった私は母親失格」と思いがちである。
- 他のストレスと違い，「育児ストレスは避けたり逃げたりできないからうつは治らない」と考えて，悲観的になりがちである。

(2) 母乳へのこだわり

　人工栄養よりも母乳育児が推奨されるのには，いくつか理由がある。栄養学的に優れている，免疫的に優れている，哺乳瓶など器具の消毒の手間がかからず，不十分な消毒から来る感染症が防げる，母子のスキンシップが促進される，などである。出産後は，すべての母親が，母乳育児ができるよう支援が与えられるべき，というのは正しい主張であろう。

　しかし，産後のうつ病の母親の場合，上記のように，食欲がなかったり睡眠がとれないなど，心身の状態が万全でなく，母乳育児の意志はあっても，母乳が出ないことが往々にしてある。母乳育児を目指しても母乳が出ない場合，どうすればよいだろうか。

　まずは保健師や助産師に相談して，食事の改善やマッサージなど，何かできることがないかどうか探してみるというのがベストな方法であろう。しかしそれでもうまくいかない場合もある。母親がうつ病のために母乳が出ないのであれば，うつ病を改善しなければ，状況が改善するのは期待できない。

　しかし，母親自身も周囲も，うつ病という意識がなく，ますます「こういう工夫が足りないのでは？」「もう少しこのように頑張った方がよいのでは？」と，母乳を出すための努力で頭がいっぱいになってしまっていることがある。極端な場合だと，朝，起床してから夜寝るまで，母乳のことしか考えていないことがある。「今日は母乳が出るだろうか」「母乳を出すためには，今日は何を食べればよいだろうか」「どのタイミングで入浴すると母乳が出やすいだろうか」などである。そして，母乳の心配以外には意識が向いていないため，子どもの様子を見たり，子どもとゆったり過ごすことがまったくできなくなってしまうことも珍しくない。

　このように，意識の中をひとつの考えが独占している場合，精神病理学では，「支配観念」あるいは「優格観念」に支配された状態という。産後のうつ病では，「母乳を出さなくては」という考えが，支配観念の域に達していることがしばしばある。母乳が少なく，子どもの体重や身長の伸びが停滞する場合もあり，健診で小児科医に注意を受けて，ますます抑うつ的になることもある。

　このような経過になるのは，「自分が思い描いているお産」「自分が納得で
きるよい授乳」などについて，はっきり理想のイメージをもっている場合が
多いようである。分娩経過が自分で思い描いていた通りに進まず，意に反し
て帝王切開になってしまったような場合に，「授乳こそは自然に」という気
持ちが強く，人工栄養はかたくなに拒否する場合も見られる。このとき「人
工栄養にしなさい」と一方的に言っても聞き入れられない場合が多い。本人
が母乳でなくては絶対にダメ，と思う理由を確認することが大事である。本
人の話の中に「子どものため」という理由が少しでもある場合は，子ども
のためには，子どもにとって安心できる暖かい存在であることが何より大
事であることを説明する。ハーロウの実験[注4]などを例に挙げてもよいだろ
う。「ベストな育児探し」にかなり敏感な状態なので，スキンシップ「の方
が」大事という話になると，これまで母乳にこだわっていた間は，子どもに
ダメージを与えていたのか，と自責的になる場合もある。極力否定的な言葉
づかいは避ける。そしてこうした対応をする一方で，うつ状態が改善するよ
う，治療を勧める。
　母乳へのこだわりが強い典型的な例をひとつ挙げる。

注4）ハーロウの実験：アメリカの心理学者 Harry Harlow が1950年代後半から，アカゲザ
　ルの子を使って行った実験である。母ザルから離して育てられた子に，柔らかいタオル
　地で覆った「代理母」人形と，針金でできた「代理母」人形を与える。すると，針金の
　方に哺乳瓶を取り付けておいても，子ザルは，ミルクを飲むとき以外は，布地母にしが
　みついて過ごす。
　　この実験の詳細をすべての母親に伝える必要はないが，母乳の分泌量ばかり考えて，
　子どもを抱くこともできなくなっている母親には，この実験などを例に挙げ，「お母さ
　んといると安心」という感覚を子どもがもてることを目指すのが大事だということを伝
　える。

症例1　**本人は一生懸命育児をしているが，結果的にネグレクト
状態になった例**

30代女性，夫と生後5カ月の第1子（男児）と3人暮らし

〈病歴と経過〉

生来健康。精神症状の既往はなく，妊娠前までは営業職として，長時間仕事をしていた。望んだ妊娠ではあったが，つわりがひどく，以前のような働き方ができなくなった。自信を喪失し，会社に迷惑をかけているという自責感も強くなった。その後，切迫流産と言われ，入院生活を余儀なくされた。じっとしているのは苦手であり，どんどん気持ちが落ち込んだが，自分が落ち込んでいることを認めたくなく，また，家族や知人にも「こんな人だったんだ」と思われたくないと思い，誰にも言わなかった。

出産には思ったより時間がかかり，帰宅後は，体力のなさを実感した。産休後は仕事復帰の予定であったが，この体力ではとても無理と思い，誰にも相談せずに，仕事はやめることに決めた。その後，この判断は間違っていたのではないか，仕事をしていない自分には何も価値がないのでは，と悩むようになった。

妊娠から分娩にかけては，トラブル続きだったため，生まれた後は心機一転して，自分が納得できる育児をしたいという気持ちが強かった。特に，仕事もやめたので，思いきり母乳育児で育てたいと思い，育児書やネット等で「母乳の出をよくする食事」を検索するなどして，母乳を出すための生活をするようになった。誰か助産師に相談したいと思ったが，体力がなく，外出も億劫なため，自己流でマッサージをしたり，食事を工夫したりした。

乳児健診のときも，保健師に対して，母乳に関する質問をした。EPDS が18点と高めで，また，非常に疲れた様子だったこと，子どもが着ていたベビー服が清潔でなかったことが保健師の目を引いた。湿疹やかぶれなど皮膚のトラブルが多く，入浴の回数も少ないことが推測された。小児科医からも，身長体重の伸びの遅れを指摘された。全般的にネグレクト傾向が見られたため，保健師が声をかけた。本人にも毎日がつらい自覚があり，精神科医との面接に同意した。

精神科面接でも，本人の話は，母乳の話に終始した。本人の１日は，母乳の出をよくする食事を作ること，マッサージをすること，血行をよくして母乳を出すために入浴することなど，母乳を出すことを中心に回っていた。体調が悪く，また集中力がないので，これらをこなすのにも

時間がかかり，かなりつらそうであった。「母乳にはゴボウがよいと何か
で読んで買いに行って，お店になかったようなとき，パニックになって
どうしてよいかわからなくなった」など，判断力，決断力も落ちている
様子がうかがわれた。母乳の量は少なめだったが，ミルクを足すのには
抵抗があり，また足すタイミングもわからないので，足す量は十分でな
かった。

　本人は，母乳のことで頭がいっぱいで，子どもの入浴，子どもの衣類
の洗濯は思い出したときにやる様子であった。しかし，本人には，仕事
もやめたので「子どものため」の生活をしているという意識が強かった。
家庭訪問をした保健師の観察では，部屋の中もかなり乱雑であった。仕
事で外を飛び回っても全然疲れないが，家事は苦手でもともと放置しが
ちであり，夫が週末にまとめてやることが多かったという。

　本人の食欲も低下しており，妊娠前に比べて5kgの体重減少がある。
睡眠時間は減少している。特に朝早く目がさめる。本人の妊娠中から夫
は単身赴任中であり，現在は，月に1度しか帰宅しない。近所には知り
合いが少なく，双方の実家とも，遠方である。

〈解説〉

　食欲低下，不眠傾向（早朝覚醒を含む），抑うつ気分，集中力，決断力
のなさなど，うつ病の症状が認められる。妊娠中から症状が続いている。
母乳を出すことが支配観念となって，他の面での子どもの世話には意識
が向いていない状態である。ネグレクトというと，通常は，子どもに興
味がなく放置という例が多いが，この症例のように，本人の意識として
は子どものことを一緒懸命やっている場合もある。ネグレクトも広義の
虐待に含めれば，第1章の，精神症状と虐待の輪が重なる部分の例とも
いえるだろう。

　このようなケースは，精神症状への対応をきちんと行うことが重要で
ある。母乳育児の意思が固いケースには，抗うつ剤は拒否されることが
多いが，症状として抗うつ剤が必要な場合は，薬物療法の必要性を説得
するために十分な話し合いをする。離乳食からの栄養が十分とれる月齢
であれば，薬物療法を導入することを勧める。母乳を完全にストップす
るかどうかは薬剤により，また，飲む回数が工夫できるかにもよる（次

頁治療の項参照）。薬物療法に拒否的な場合，この症例のようなケースで
は，育児支援の方法を考え，また，子どもの発育が十分でない点につい
ては人工栄養で補う指導が必要であろう。抑うつ状態がある程度改善し
ても，家事育児能力が低いままの場合は，継続的に支援を行う必要があ
る。本人があまり気にしていないケースでは，夫にも，帰宅時には意識
して子育ての様子を見るよう伝えるなど，協力を仰ぐことが必要となる。
　　DSM-5-TR 現在症：うつ病
　　DSM-5-TR 生涯診断（既往歴）：なし

２）対応のポイント

（1）どういうときにうつを疑うか

　内容的には「育児相談」に近い話をする母親の話を聞くとき，どのような
場合に「うつ病を疑うか」というのは，大きなテーマである。

　「うつ病かどうか」を考えるには，話の「内容」だけでなく，話の「形式」，
つまり，話の流れ，話の仕方，全般的な様子などが重要である。

　表4の「話の語られ方で注意すること」に，話の「形式」に相当する部
分を示した。ここに挙げたような，語っている母親の雰囲気にもよく注意し
て話を聞く。判断力，集中力が弱くなって，同じ質問を繰り返したり，ある
いは，ひとつの心配について，夫，母，友人，育児相談電話など，いろいろ
な人に聞き，それぞれ微妙に異なる答えをもらって混乱している場合がある。
このことに気づかず，丁寧に答えてしまうとますます具合が悪くなることが
ある。うつ状態の判断は，「以前に比べてどうか」という比較が必要である。
この判断が難しいときは，可能ならば家族の話を聞くようにする。表4には，
うつ病以外の疾患の可能性の場合も挙げている。

（2）うつ病の治療

　うつ病という診断だった場合は，産後以外のうつ病と同じく，休養や安全
の確保と症状に応じた薬物療法を行うのが理想的である。しかし，産後は休
養も薬物療法も簡単には行えないのが難しいところである。

① 緊急性がない場合の薬物療法以外の対応

表4　話の語られ方で注意すること

〈うつ病を疑う場合〉

1．話し方に元気がない。
2．話のまとまりが悪い。
3．「心配」の内容が悲観的すぎる。
4．表情が硬い，暗い。
5．被害的な感じがある。
6．話している内容と，表情や雰囲気がちぐはぐ。
7．同じ質問を何度もする。
8．多くの人に質問しすぎていろいろな答を聞き，混乱している。
9．涙が止まらない。
10．質問に答えたりアドバイスをしても，全然「入っていかない」感じ。
11．話したくなさそう。

〈うつ病以外の何らかの精神疾患の可能性もある場合〉

1．話しすぎ，いわゆる「ハイテンション」。
2．非現実的，空想的な感じがある。
3．被害的な感じがある。
4．話している内容と，表情や雰囲気がちぐはぐ。
5．同じ質問を何度もする。
6．多くの人に質問しすぎていろいろな答を聞き，混乱している。
7．人と話をしてもうわの空な感じ。
8．質問に答えたりアドバイスをしても，全然「入っていかない」感じ。
9．話したくなさそう。

　希死念慮や子どもへの虐待，生活上の困難が重度の場合は，薬物療法や入院治療を考えなくてはならないが，緊急性のない中等度までのうつ病の場合は，次の対応をまず行う。それで効果がなければ，精神科受診と薬物療法を勧める，というステップを踏んだ方がよい場合が多い。

　a）うつ状態であることを本人も周囲も理解する。

　本人も周囲も自分がうつ病とは気付いていない場合がある。妊娠前とは違う状態であること，症状的にうつ状態と考えられることなどから，対応が必要なうつ状態であることを説明する。説明の際は，「うつ病」よりも「うつ状態」という言葉を使った方がよい場合もある。産後のうつ状態は，元々健

康な人にも見られ，頻度も高いこと，背景はさまざまで，その人が弱い人であるとか母親失格であるということは意味しないことを，必要に応じて説明する。うつ状態と聞いて，「不調はそのせいだったか」と腑に落ちる場合も多い。改善のために少し行動を変えるのには，このような「病名」が役に立つことも多い。一方，「夫のせいで病気になった」と考えたり，逆に母親側にうつ病の家族歴があると，夫側から「家系だ」と言われることもあるので，うつ状態と聞いてどう思うかは確認しておいた方がよいだろう。

　b) 睡眠の確保

　睡眠がしっかり確保できれば，日中の気分が改善する場合も多い。もし家族の協力が得られれば，週に何回かは子どもが泣くたびに本人が起きなくてもよいよう工夫するとよい。これでも睡眠が確保できず，周囲の協力を得られない場合は，睡眠導入剤の使用も検討する。睡眠導入剤は，抗うつ剤と異なり，毎日服用しなくてもよいので，睡眠導入剤を週何日か使用し，しっかり眠る日を確保するのもよい。睡眠購入剤服用の前に授乳しておくことが望ましい。

　c ）育児の緊張から離れる時間，気分転換の時間を定期的に作る。

　少しの気分転換や育児の緊張を離れる時間を作るだけでかなり気分が改善することも多い。このためには，少しでも子どもを人に預けることが必要なので，家族の協力を得るか，一時保育，ファミリーサポートなどを活用する。「人に預ける」ことに罪悪感が強く，「人に預けて自分だけ遊ぶわけにはいかない」と言う人も多いので，その場合は，a）の通り，今はうつ状態であり，この状態がずっと続くのはお子さんのためにも良くないこと，薬物療法でも改善は望めるが，薬物療法をすぐ行わないのならば薬と思って，自分に良いことをすることを勧めるというように説明する。「半日自由に使っていいとしたらどう使いますか？」と聞いてみて，本人が答えることを試してみるのが一番回復に期待できる。何も思いつかない人は，まずゆっくり休養することを勧める。

　d ）うまくいかなかったら精神科受診が望ましいことを説明する。

　例えば，筆者らの「親と子の相談室」は月に１回開催しているため，１カ

月後にまた面談する予定を組み，上記のさまざまな工夫をし，それで気分が改善するかを確認する。もし改善していなければ精神科受診が望ましいことを伝える。必要に応じて，途中で保健師が様子を聞く。薬物療法に抵抗があるケースでも，経過観察で改善していなければ治療を受け入れることが多い。単なる様子見ではなく，「宿題」を出した上で積極的に経過観察することは，本人と協力して状況をよくしていくためにはよい方法である。

② 休　養

　うつ病で休養が必要な場合，通常の家事育児を本人がひとりで行うのは難しい。とり急ぎ，1〜2週間単位でも，本人の睡眠を確保し，昼間も少しゆっくり過ごすことができるよう，家族に協力を要請する。自治体によって，ファミリーサポート等，家事育児支援サービスを紹介できる場合が多い。今の状況に必要であることを本人にも家族にも説得し，きちんと休養できるようにする。

③ 薬物療法

　明らかにうつ病で，抗うつ剤の効果があると考えられるケースでも，母乳を与えている間は，本人が薬物療法に強く抵抗を示す場合もある。抗うつ剤の中で母乳に移行するものは多いが，母乳中に移行した薬剤の子どもに対する影響は必ず見られるとはいえない。海外の文献でも，薬物療法を行うメリットとデメリットのバランスを考え，服用法などを工夫して総合的に判断することとされている。例えば，服用法としては，1日1回の処方として，服薬の前に授乳するなどである。

　現在，日本では，個々の薬物については，周産期メンタルヘルス学会が，周産期メンタルヘルスコンセンサスガイド改訂版を作成している[17]。このガイドにおけるCQ（クリニカルクエスチョン）の中には，「妊娠中のうつ病への抗うつ薬による薬物療法のリスクベネフィットは？」など薬物療法に関する項目も多く，どのような治療が推奨されるかが示されている。また，国立成育医療センター妊娠と薬情報センターでは，個別相談が受けられるようになっている。

　海外のガイドラインとしては，英国のNICE（National Institute for Health

and Care Excellence）がよく知られている[注5]。2007年版では個々の薬物の使用上の注意なども説明されていたが，2014年版では，個々の説明はMedicines and Healthcare Products Regulatory Agency などのホームページを参照することとなっている。原則として，すでにある薬物で効果的な症状がコントロールされている場合は，薬物を中止する場合のリスクをよく話し合うこと，また一方で，将来の妊娠が考えられる女性にはリスクの高い薬物は使用しないことなどが述べられている。

重症のうつ病でも，高強度の認知行動療法，あるいは薬物療法のリスクが理解できる場合は三環系抗うつ薬，SSRI，SNRI などの薬物療法あるいはその組み合わせなど，選択肢は広く設定されている。

日本においては，従来，薬物の添付文書に「妊婦には投与禁」と書かれているものも多く，妊産婦には薬物療法が中断されることが多かった。近年はエビデンスの見直しが進み，禁止原則は少しずつ見直されてきている。薬物療法が安全に効果的に行える症例には薬物療法が望ましいが，一方で，日本では認知行動療法など心理的治療の選択肢が少ないのが大きな問題である。今後は心理的治療が充実することが望まれる。

(3)「励ましてはいけない」のか

うつ病の人には，励ましてはいけない，叱咤激励してはいけないのが原則といわれる。しかし，「日本の精神科医が『励ましてはいけない』と言い続けてきたのは間違い」という意見もあり，ときどき議論の混乱が見られる。「励ます」という言葉が何を意味するかを確認しないと，議論が空転する。

このような議論で，「励ます」例にしばしば挙げられるのは，「頑張って」という言葉である。実は軽いうつの場合は，「頑張って」で元気が出る場合もある。「頑張って」と言ってくれた人の気持ちを嬉しく感じた，まだまだ頑張れると感じた，という場合である。もちろんこう感じるのは，受け取る

注5）NICE ガイドライン：英国の National Institute for Health and Clinical Excellence で編集された，さまざまな疾患に対する治療ガイドラインである。治療効果のエビデンスをわかりやすく示し，当事者と治療者が，オープンなディスカッションの後に，当事者にとって最も合う治療法を選ぶ助けになることを目標として作成された。

側の生来の性格にもよるであろう。

　しかし，うつ症状が強くなると，「頑張って」と言われても，「こんなに頑張っているのに，頑張っていないように見えるのか」「頑張れと言われて頑張れない私が悪い」「もうこれ以上頑張れないのにもっと頑張れと言うのか，限界を超えろと言うのか」「気楽な立場にいるからあんなに無責任に頑張ってなどと言えるのだ」など，否定的な感情を引き起こしてしまう。

　「頑張って」と言ってよいか悪いかは，結局のところ，その言葉を聞いたら本人がどう受け取るかを考えてみた上で判断するしかない。本人がどう受け取るか想像がつかないという場合は，こちらが本人の症状をつかみきれていない可能性がある。本人の方から見ても，自分のつらさが伝わった感覚がもてずにいるかもしれない。こういう場合は，病状をもう一度確認する方がよいだろう。

　一方，「『頑張って』と言ってはいけない」となると，声のかけ方がわからず，黙ってしまうとか，腫れ物に触るような態度をとってしまうとか，結果的に，見て見ぬふりのような態度になり，本人の孤独感を強めることになってしまう。「励ましてはいけないというのは間違い」という意見は，この対応を問題にしていると思われる。

　どのような場合も，本人の回復を見守っている人がいること，必ずよくなるので焦らずに休養してほしいことを伝えるのは重要である。産後のうつ病のケースであれば，「今は調子が悪いけれど，必ずよくなる」「できることは手伝うから焦らないで」「具合悪いまま子育てしている苦しい期間が長く続くより，よくなってしっかりお世話したり，遊んであげた方がお子さんも嬉しい」「元気になれば，お子さんとの関係は必ず取り返せる」というメッセージを，周囲の家族も専門職も伝えるのがよい。このような雰囲気の中で，「皆も一緒に頑張る」という意味で，頑張るという言葉が出るのは，禁忌ではないだろう。

> ### コラム3　13歳の子守り少女が赤ん坊を殺す話
>
> 　ロシアの作家チェーホフに，「ねむい」という短編がある。ワーリカという13歳の貧しい少女が，ある家に子守り係として雇われているのだが，昼間は家事全般や客の接待に働かされ，夜は夜で子どもが泣いたら揺りかごをゆすって泣き止ませるよう厳命されている。夜泣きの多い子どもで，ワーリカは夜通し揺りかごをゆすっていなければならず，大変な睡眠不足の状況である。このような日々を過ごす中で，過去のことが幻覚のように頭に浮かぶなど，彼女は精神的に健康でない状況に追い込まれる。最後のページで，ワーリカは，「この赤んぼが敵で，この子がいなければいいのだ。」と頭にひらめき，子どもを殺してしまう。「これで寝られると嬉しさのあまり笑い出し，死人のように寝込む。」というラストは衝撃的であるが，本当にこのような労働条件で働かされたら，精神に変調をきたすのは想像できる。つまり，産後の変調の一つの要因として睡眠不足があり，それは子どもを産んだ母親だけでなく，子どもの世話を任された少女であっても起き得るということである。
>
> 　ワーリカに育児を任せているこの子の母親は何をしているかと言うと，授乳のみのようである。「乳母」という言葉もあるように，授乳も担当する子守り係がいた時代も長かった。近年育児で悩む女性たちは，「全部自分でできるはずなのにできていない。」ことに悩んでいるが，母親1人に責任が集中したのは近年のことで，産後の母親業は，子守り担当もいてやっと回っていく大変な仕事なのだとも言えるだろう。
>
> 　ワーリカのような思春期の少女を，子守り係としてこのように酷使する雇い方が一般的だったかどうかは気になるところである。チェーホフは医師でもあったので，何か類似の事例を耳にしていた可能性はある。
>
> **参考**：チェーホフ作，神西清訳「カシタンカ・ねむい」他7篇．岩波文庫，2008．

4．うつ状態

　以上は，「うつ病」の範疇の病理とそれに対する反応である。実際には，うつ病の診断基準は満たさないが，「うつ状態（抑うつ状態）」という場合は

多い。これには2つのパターンがある。もともと元気で，産後のある時期から抑うつ的になったが，うつ病の特徴がすべて出そろってはいない，というパターンと，長期間「抑うつ状態」が続いている，というパターンである。

　前者のケースは非常に多い。日によってうつの程度には違いがあり，だいたい家事育児ができる日もあるが，落ち込みがひどくて，気力も出ず，ほとんど家事が進まない日がある。症状によっては薬物療法も行うが，育児支援を行い，本人が一番ストレス解消になることを行う時間を確保するなどが有効である。軽症うつに対しては，運動療法の効果が知られているが，産後の抑うつ状態に対しても，散歩など軽い運動を勧める。また，密室育児の傾向が強い母親には，児童館など子どもを連れて出かけられる場所やイベントなどを紹介する。

　「抑うつ状態」が長く続いているケースは，DSMでいうと，持続性抑うつ症に相当することが多い。表5のように，DSMでは「2年以上続く」のが持続性抑うつ症の特徴である。つまり　妊娠前から抑うつ的なケースである。古典的な精神病理学でいうと，「性格神経症」「抑うつ神経症」に相当する例も多く，何かきっかけがあって抑うつ的になったというよりは，性格として，抑うつに傾きやすい傾向をもっている。例えば，完全癖，不安が強い，対人関係に敏感などである。これらのケースは，抑うつ状態に慣れており，調子の悪さに対するとまどいが少ないという点はあるが，それでも産後はこなさなければならないことが通常以上に多く，苦痛が強いという面もある。

表5　持続性抑うつ症の特徴

(1) 抑うつ気分がある日の方がない日より多い状態が続いている。
(2) 抑うつ気分と共に，食欲低下あるいは過食，不眠あるいは過眠，気力低下や集中力低下，自尊心の低下，集中力低下や決断困難，絶望感等がある。
これらが2年以上続き，途中で症状がない状態が2カ月以上はない場合，DSM-5-TRでは持続性抑うつ症としている。

5．精神病様体験

　産前にすでに統合失調症の診断を受けていて，服薬が不規則で症状が再燃しているケースもある。このような場合は，治療継続を勧め，必要ならば主治医と連携する。中には精神病様体験が幼少時から継続している場合もある。幼小時から続いている場合，自我親和的で，本人は悩んでおらず，精神科受診歴はないことが多い。

　これらの症状が，産後，精神的に不調状態にある女性人口に，特別多い症状かどうかは，不明である。もともとこのような症状があると，産後にも不調をきたしやすい可能性もあるが，一般人口中には一定数存在する症状であって，病的意味は少ないかもしれない。経過から見て，統合失調症とは異なり，精神病的エピソードがあったからといって，すぐ統合失調症と考えないよう注意が必要である。筆者の相談室では，これまでには，下記のようないくつかのパターンが観察された（内容には変更を加えている）。

1）「霊感の強い」タイプ

　例：高校生のころ，家族の運転する車に乗っていたら，道路で長いドレスを着た人が歩いているのが見えた。そんな人が歩いている場所ではないので，不思議に思い，運転している家族に車を止めてもらったら，見えなくなっていた。しかし，自分には，絶対に人が歩いていたという確信がある。子どものときからそのような体験がときどきある。ものすごく怖いという感じはない。

2）自我親和的な幻覚

　例：子どものころから，自分の肩の上に妖精が乗っている。肩の上で動くのが見えることもあった。誰にでもそういう存在がいるものだと思っていたが，最近になって，こういうのは珍しいということがわかってきた。怖い感じはなく，見守ってくれている感じ。会話をしたことはない。

　この2つは，小児期から，ある種の幻覚体験があるが，非常に自我親和的であり，本人はこの症状のために生活を乱されてはいない。特にひどくなったということもないが，疲れるとこのような体験が出やすいので，産後には出やすい。古典的精神病理学で言うヒステリー，統合失調型パーソナリティ

症，あるいは発達障害に見られる一種の幻覚など，さまざまな診断の可能性
は考えられるが，出産までの社会適応は非常に良好であり，どの診断も確定
診断には至らなかった。

　一方，次のように，出産に関連した症状が現れたものも見られた。

3）自生思考[注6]，白昼夢

　　例：第1子出産後，子どもと2人で家にいて，子どもが寝て静かなときな
　　ど，頭の中で映画を観るように昔のことを思い出したりして，ハッと気がつ
　　くと何時間も過ぎていて驚くことがときどきある。出産前はこのようなこと
　　はなかった。やらなくてはいけないことがたくさんあるときに，こういうこ
　　とがあると困る。第1子出産後，抑うつ症状が強い時期があったが，治療せ
　　ずに数カ月で軽くなった。しかし，この白昼夢のような状態だけはときどき
　　見られた。今回第2子を出産し，もっとひどくなるのではないかと心配であ
　　る。

4）関係妄想

　　例：今（出産4カ月目）も軽くうつだが，出産直後から1カ月はもっとう
　　つがひどかった。そのころは，テレビのニュースをつけると，自分のことを
　　言っている気がして怖くなり，テレビを切ったりしていた。あのときはちょ
　　っとおかしかったと思う。今はそのようなことはまったくない。

　この症状は，一見，統合失調症に見られる症状のようであるが，1カ月程
度持続しただけで，治療は受けずに軽快しており，現在は，十分批判力が見
られるものである。抑うつ気分の間だけ，関係妄想が生じている。テレビが
自分のことを言うのでさらに落ち込むという側面はあったようだが，異常体
験の内容と，抑うつ気分とが内容的には完全には関連せず，分類するならば，
気分に一致しない mood incongruent な妄想[注7]だったといえるだろう。典型

注6）自生思考：頭の中につぎつぎと，自分が考えようとしたのではなく浮かんでくる思考。
注7）気分に一致する妄想・一致しない妄想：妄想は，うつ病にも見られる。貧困妄想（お
　　金がなくなって惨めな生活を送るだろうという確信など）などはうつの悲観的な気分と
　　内容が合致しているので，気分に一致した mood congruent 妄想といわれる。うつ気分

的な産褥精神病の症状とも異なり，統合失調感情症 schizoaffective disorder といえる状況だったと思われる。

　しかし，事例によっては，このように自然には軽快せず，薬物療法を要する場合もある。その場合，被害関係妄想の経過から，ゆっくりと発症して産後初めて気付かれるようになった統合失調症と診断される。例えば，一人で外出すると道行く人が自分を批判的に注視するように感じ，外出する際には，下を向くための方策としてベビーカーが必要となるため，炎天下や悪天候でも子どもが「道連れ」になっている症例なども見られた。

5）対応のポイント

　短期の「精神病様体験」の診断としては，このように，さまざまなものがあるが，上記の症例2）のような自我親和的な幻覚体験など，分類しにくい現象も見られる。産後うつや育児困難のために面接をしていく中で，このような症状が語られて，驚かされる場合もあるが，これらの体験のために，育児に特別の影響があるとは限らない。薬物療法でこれらの症状を急速に消失させることが必要かどうかは慎重に判断する。症状によっては，薬物療法によっても消失しないこともある。

　一方，関係妄想などの症状は，精神科治療につなげ，薬物療法を行うことが重要である。

６．不安症群，強迫症，心的外傷後ストレス症

　DSM-5-TR には，限局性恐怖症，パニック症，全般不安症，社交不安症，などの不安症，また強迫症，心的外傷後ストレス症などがある。以前は，神経症と言われていたものの多くが，この範疇に入る。DSM には，症状の持続期間など細かい規定があるが，ここでは，産後の対象の支援に必要な症状の理解や対応ポイントを中心に述べる。

1）限局性恐怖症

　高所恐怖，動物恐怖，先端恐怖など特定の対象について強い不安をもつ

に関係のない妄想が見られた場合は，気分に一致しない mood incongruent 妄想と呼ばれる。

もので，通常は，これらの対象をかなり意識的に回避している。恐怖が過剰なことについては自覚がある。回避行動の程度によっては，日常生活への影響が大きい。出産後は，回避行動が妊娠前に比べてとりにくいことがある。「犬」が恐怖の対象の場合，妊娠前はできるだけ公園等は避けていた人が，子どもの散歩のために回避しにくくなるなどである。

2）パニック症

パニック発作が頻発する状態が1カ月以上続き，予期不安が見られるものである。発作によりコントロールを失うことや心臓病なのでないかといった心配も大きい。広場恐怖症を伴うものとそうでないものがある。広場恐怖症のひとつの型として，バスや電車など乗り物恐怖のことがある。症状が強い場合は，乗り物には乗らないという回避行動が生じ，日常生活に支障をきたしやすい。

3）全般不安症

全般不安症には，**表6**に示すような症状がある。育児に関する具体的な不安がある場合もあるが，漠然とした不安が中心のことも多い。かなり生活には支障をきたすため，抑うつ的な母親の場合，特にEPDSの不安項目の点数が高い母親の場合は，ここに挙げたような不安症状については確認する方がよい。

4）強迫症

症状としては，強迫観念と強迫行為からなる。強迫行為は，単に同じ行

表6　全般不安症の特徴

（1）日々のさまざまな活動について，過剰な不安が起きる日の方が起きない日より多い。
（2）この不安を押さえるのは困難である。
（3）不安に加えて，緊張感や神経のたかぶり，疲れやすい，集中困難，怒りやすい，筋肉が緊張する，睡眠困難（寝つきが悪い，眠りが浅い等）などの症状がある。

　これらが見られ，③に挙げた症状が3つ以上ある状態が6カ月以上続き，これらの症状を説明する身体疾患や他の精神疾患がない場合，DSM-5-TRでは全般不安症としている。

動を反復するのではなく，強迫観念が背景にある。例えば，「手に細菌がついたのではないか」という考えが強迫観念としてあり，繰り返し手洗い行動（強迫行為）をしてしまうなどである。強迫観念だけの場合もある。

　産後の強迫観念や強迫行為のテーマは，清潔，不潔をめぐる問題のことが多い。子どもと接するときに，妊娠前よりは，清潔を心がけて，手洗いをするというところまでは健康な範囲である。しかし，「自分の手に細菌がついていると，子どもに感染させてしまう」「部屋の中が不潔で子どもに細菌が付く」等の考えが，強迫観念の域に達していることがある。

　このような場合，不潔という考えが，打ち消しても打ち消しても頭に浮かび，不安を解消するために，長時間手洗いをしたり，一日中掃除をするという強迫行為が表れる。アルコール綿で一日中家の中をふいているような状態になってしまうと，育児に影響が出る。強迫観念の特徴として，「ここまで心配しなくてもいいのは頭ではわかっているのに」という判断は働くため，本人は苦しい。不安を取り除くような説明などで，状態が改善しない場合，また，強迫行為のために日々の生活や育児に大きな影響が出ている場合は，薬物療法を行うことが望ましい。抗うつ剤（SSRI）が第一選択である。

　子どもを傷つける映像が繰り返し頭の中に浮かんだり，「子どもを傷つけるのではないか」「傷つけたらどうしよう」という考えが，強迫観念として生じるケースもある。背景には，育児が大変で「傷つけてしまいそうになるほど苦しい」という状況にある場合もあるが，必ずしもそうでもなく，なぜこのような考えや傷つける映像が頭に浮かぶのかわからない，考えや映像だけが苦痛という場合もある。後者のようなケースに，「完璧育児を目指さなくてよいですよ」「気楽に子育てしましょう」という負担軽減のための一般的なアドバイスをしても，かなりピント外れと受け取られる。虐待しそうな母親だと解釈して，虐待防止のためのグループなどに行ってもらうと，グループでは，周囲と接点がなく，孤立してしまう。強迫観念は必ずしも「深層心理」を表すものではない。虐待のテーマが語られた際，それが自我異和的な強迫観念の性質を持っていることが認識できれば，虐待しかねない母というわけではないことに注意する。

5）心的外傷後ストレス症（posttraumatic stress disorder: PTSD）

長時間を要し，苦痛や恐怖心が大きかった難産の状況を繰り返し想起するという，出産に特異的な PTSD 様の症状が見られることがある。出産には関係ない過去のトラウマによる PTSD 症状が，産後抑うつ的なときに強まる例も見られる。現在の育児に直接関係のないテーマなので，質問しなければ症状の存在について話さないことも多い。何らかの回避行動をとっているように思われるケースには PTSD の可能性を考えておくとよいだろう。悪夢に伴う強い不眠を伴うこともある。

6）まとめ，対応のポイント

不安症の範疇の疾患は，当然ながら「不安」が中心的な症状である。不安症の不安と育児をめぐる不安とが混ざった形で出る場合も多い。また，上述のように，子どもがいる生活の中で，回避や対応法がそれまで通りにできず，苦痛が強まる場合もある。妊娠前に受診歴があるものについては，抗不安薬の処方歴もあるが，強迫症，パニック症などは，現在は SSRI など抗うつ剤の方が第一選択である。精神科以外の科で処方歴があることもあるが，妊娠中の症状に対して抗不安薬を継続的に服用すると，出産時に離脱症状があり，また，出産後抗不安薬を服用すると母乳へ移行し，量が多いときには児の筋弛緩などをもたらすといわれている。薬物療法は，メリットとデメリットをよく検討し，漫然と処方しないよう注意する。

7．摂食症

摂食症（摂食障害）は，神経性やせ症，神経性過食症など，心理的背景をもつ食行動の問題の総称である。摂食症全体と妊娠出産経過について見ると，産後，EPDS 高値となる人々の中には，既往歴として摂食症をもっている人が見られる。また，妊娠前から産後まで症状が持続している場合もある[13, 14]。「やせてきれいになりたいためにダイエットをして，それが高じて拒食症になる」と一般には考えられがちだが，ダイエットをする人がすべて拒食症になるわけではない。心理的に健康な場合は，一時的にダイエットをしても，

極端な低体重が長期に続く状態にはならない。極端な低体重になるケースには，自信のなさ，完全癖（完全主義）などさまざまな心理的背景があり，その回復途上での妊娠や出産は，栄養の問題に加えて，これらの心理的な問題の影響がある。

1）神経性やせ症

　表7に神経性やせ症（拒食症）の特徴を示す。拒食症は，症状が強い時期は無月経が特徴である。無月経であっても排卵はしていることが稀にあり，無月経だと絶対妊娠しないとはいえないが，極端な低体重での妊娠は少ない。一方，月経が不規則な状態での妊娠は十分あり得る。

　妊娠後の胎児の発育については，さまざまな研究があるが，妊娠中の栄養摂取が少なければ，出生時体重は低いという説が多い。無月経期間が過去に長く続いたケースでも，栄養状態が回復していれば，胎児の発育としては大きな問題はないことが多い。

　診断基準の中の，「肥満恐怖」などの心理面は妊娠中どのような変化があるだろうか。肥満恐怖をもつ拒食症の人にとって，妊娠中の体重増加や体型変化は耐えがたいのではないかと考えられるが，妊娠中の体重増加や体型変化については，比較的冷静に受け止められる場合が多い。受け止められている人は「体重が増える理由があるから」「自分の意志が弱くて増えるわけではないからそれほど自分を責めなくて済む」「自分が太っているわけではないから」などと考えて納得していることが多い。産科では，一般に，体重が増えすぎないよう指導をするが，「大っぴらに体重制限はよいことと言われてほっとする」という声もある。体重が増えすぎないことを産科医に褒められて嬉しかったと言うケースもある。

表7　神経性やせ症の特徴

（1）年齢や身長から考えて極端に低体重
（2）低体重にも関わらず体重が増えることを恐れる
（3）自己評価が体重や体型の影響を過剰に受けたり、低体重の深刻さを認めなかったりする

　これらは，診断基準に挙げられた症状だが，診断基準に挙げられていない
症状が問題になることも多い。例えば，完全癖（完全主義）や，身体の状況
を体重や体脂肪率など数字で把握しておかなければ気がすまない傾向，空腹
感や満腹感がきちんとわからないことなどである。

　空腹感や満腹感がわからないというのは，神経性やせ症の大きな問題であ
る。これらは，自分の感情への気づきや言語化の難しさと合わせて，アレキ
シサイミア（失感情症）[注8] のひとつと分類されている。空腹感や疲労感など
身体感覚がわかりにくいことについては，アレキシソミアと呼ばれることも
ある。

　この症状は，回復途上で軽快する場合もあるし，軽快しないが社会復帰し
て，人と合わせて食べることで，栄養摂取はできているという場合がある。
きちんと回復していないケースでは，食事の時間，食事の量，その結果とし
ての体重など，数字で自分の生活をコントロールしようとする傾向が強くな
る。出産後，子どもと 2 人でのいわゆる「密室育児」の状態となると，どれ
だけ食べてよいのかまたわからなくなってしまい，少しでも食べると不安で，
節食が復活してしまうことがある。

　また，自分の空腹感や満腹感がわからないケースは，空腹感など，子ども
のニーズの読み取りが悪い場合が多い。空腹で泣いていても，ミルクを与え
なかったり，他の理由で泣いているのに無理やりミルクを飲ませるなど，子
どものニーズとの齟齬が生じてしまう。結果的に子どもも栄養摂取が少なく
なり，成長が停滞することもある。

　拒食症の親が子どもを育てると，子どもにも「太らせたくない」と思うの
ではという質問を受けることがあるが，「太らせたくない」という意志で栄
養を最小限しか与えないといったケースはそれほど多くない。上記のような

注8）アレキシサイミア：失感情症と訳される。A（失）lexi（読む）thymia（感情）とい
　　う意味で，自分の感情を自分で把握できない，言葉で伝えられないというのが主な特徴
　　である。主に問題になるのは，怒り，不満，寂しさなど陰性の感情である。拒食症や過
　　食症に伴う症状としても，病前性格の特徴としても論じられている。摂食障害質問紙
　　EDI-2 では，内的感情の気づきの障害と呼んでいる。空腹感がわからない，満腹感がわ
　　からないというのもここに含めて考えることが多い。

「空腹の読み取りの悪さ」によるものがほとんどである。

　乳児の発達のためには，ニーズを適切に読み取り，また満たしてもらうことが重要だといわれている。空腹を感じてもいつまでも満たされない，あるいは食以外の対応をされてしまうと，空腹感が徐々に苦痛や恐怖のもとになってしまう。適切な対応を受けて初めて，空腹感というものを安全に自分の中に組み込める。拒食症の症状が残っている親の場合は，この点に問題があることが多く，子どもの体重を何回も測ったり，ミルクを何 cc 飲んだかなど，数字で測れるもののみに注意を向けてコントロールしようとする。この傾向がいつも強ければ，子どもの成長に問題が生じる。

　神経性やせ症の既往があったが，その後回復したという人は珍しくない。思春期の神経性やせ症患者の家族の中には，何カ月も無月経が続くと，将来の妊娠出産は無理ではないかと考えるものもいるが，栄養状態が回復すれば，身体としては，妊娠出産は可能な状態になり得る。治療歴なしに回復したという既往のあるものもいる。既往だけで今は回復している人は，質問紙 EDI-2 の結果を見ても，やせ願望や身体不満足などが特に強いわけではない。

２）神経性過食症

　出生後に神経性過食症が見られるものは，妊娠前から何らかの摂食問題，多くは神経性過食症をもっている場合が多い。

　表8に神経性過食症の特徴を示す。診断基準には過食の回数が規定されているが，回数がこれより若干少なくても，体重や体型で気分が強い影響を

表8　神経性過食症の特徴

(1) 自分ではコントロールできないむちゃ食いがあり，この時は短時間にたくさん食べてしまう。
(2) 体重が増えないようにするための，自己誘発性嘔吐，下剤乱用など不適切な代償行動がある。
(3) 自己評価が体重の影響を過剰に受ける。
むちゃ食いや代償行動が週１回，３カ月以上続く場合，DSM-5-TR では神経性大食症としている。

受けていれば，神経性過食症として対応する。

　過食のため，神経性やせ症の場合以上に，体重が増えた際に起きる気分の低下を経験する。多くの場合は，過食による体重増加を解消するための「代償行動（排出行動）」が見られる。自発性嘔吐，下剤乱用，利尿剤乱用などである。日本では自発性嘔吐が一般的である。なかには，精神科は一度も受診せず，むくみを主訴に内科から長期にわたり利尿剤を処方されているような場合もある。

　神経性過食症では，過食や代償行動ではなく，過食以外の食は極端な節食をしていたり，日中はほとんど絶食で，夜中に過食嘔吐するなど，生活パターンが乱れていることが珍しくない。出産後も症状が続く場合，夜中は症状と夜泣きへの対応でほとんど眠れず，生活リズムが崩れるという場合も多い。

　過食嘔吐は，周囲に人がいると出せない症状である。子育て支援のために人が入ると，その間は我慢しているが，ひとりになったとたんに爆発的に症状が出てコントロールできない場合もある。本人が納得する形で，症状が出にくい状況を上手に作れば，症状をコントロールする方向にいくが，周囲に症状のことを隠している場合は，周囲に人がいるなど，症状が出にくいはずの状況がむしろ症状を悪化させる方向に行ってしまう。

　過食症状は，妊娠中は減少し，そのまま消失するケースもあるが，出産後に悪化するケースの方が多い。経過のイメージをもち，出産後に症状が増えても慌てずに対応できるようにしておくことが必要である。

　質問紙 EDI-2 で調べると，神経性過食症の人々の中には，やせ願望や過食だけでなく，完全癖，対人不信感，アレキシサイミア等の点数が非常に高い場合がある。完全癖などは，子育てにも大きな影響があるので注意が必要である。

３）むちゃ食い症

　むちゃ食い症（binge eating disorder：BED）は，**表 9** に示すような特徴がある。神経性過食症に似るが，体重や体型が気分に及ぼす影響が神経性過食症ほど強くない。そのため，代償行動が激しくない。代償行動が激しくないので，体重は過体重のことも多い。

表9　むちゃ食い症の特徴

---

(1) 自分ではコントロールできないむちゃ食いがあり，この時は短時間にたくさん食べてしまう。

(2) むちゃ食いの間は，普通より速く食べたり，満腹で不快になるまで食べたり，空腹でないのにたくさん食べたり，恥ずかしさから1人で食べたり，食べた後に自己嫌悪や罪悪感を感じる。

(3) むちゃ食いには明らかな苦痛がある。

(4) 神経性過食症に見られるような代償行動が見られない。

　(2) に挙げた特徴が3つ以上あり，むちゃ食いが週1回，3カ月以上続く場合，DSM-5-TRではむちゃ食い症としている。

　海外では，肥満外来受診者の中にかなりのむちゃ食い症者が含まれるといわれている。「ストレス発散としてのむちゃ食い」という側面があるので，ストレス・マネジメントを指導する必要がある。

　むちゃ食い症は，診断名としては比較的新しいが，妊娠中にも症状が見られることがあり，産後の母親の過去の既往としても珍しくない。今の母親世代が思春期以降には，日本でもすでに患者が存在していたことが示唆される。

　4）対応のポイント

　もし可能ならば，周囲に育児支援が期待できる環境・時期の妊娠が望ましいが，実際には，準備なく妊娠し，子育てに問題を生じて相談に至るケースがほとんどである。

　妊娠中の対応としては，摂食症の可能性があれば，病状を把握するよう努めることがまず重要である。産科では，一般的に「体重を増やさないように」という指導を行っている。体重増加が少ない場合に，問題だと気づかれない場合もあるだろうが，あまりにも増えすぎない妊婦は，神経性やせ症の回復期，あるいは神経性やせ症の部分症状のケースでないか確認が必要である。これは，単に胎児の発育という観点からだけでなく，産後の支援が必要な可能性がある対象という観点からも認識しておく必要がある。

　また，月経が不規則で，「まさか妊娠するとは思っていなかった」という

形で妊娠した場合は，抑うつ状態や妊娠に対する拒否感なども見られる場合がある。もし可能ならば，出産前から地域の地区担当保健師を紹介し，産後の相談に対する抵抗感を少なくしておくとよい。

　妊婦が過食症の場合，本人が言わない限り，産科医は気づかないこともある。過食と嘔吐のバランスで，体重増加の幅はまちまちである。体重の変動が大きい場合もある。「1カ月の体重増加は○kgまででないとダメ」といった厳しい線を決めてしまうと，大きな負担になるので，少し幅をもたせて考える方がよい。

　「嘔吐のときに腹部を圧迫するのは大丈夫なのか？」という質問を受けることがあるが，過食症の自発性嘔吐のために腹部を圧迫して，胎児に影響があるというケースはほとんど見られない。過食や嘔吐の症状の頻度も，妊娠前に比べて妊娠中は軽くなることが多いため，圧迫の影響はあまり心配しなくてよいだろう。問題は，妊娠中に症状が軽くなっていても，産後に症状が悪化する場合が多いことである。実はこのメカニズムはよくわかっていない。

　産後のうつ病のような抑うつ的な気分の変化があって，もともと過食嘔吐の習慣がある人には，過食嘔吐の増加という形で発現するのかもしれない。妊娠中に過食症の症状や，妊娠前までの過食嘔吐の習慣を確認したら，神経性やせ症の場合と同じく，産後担当となる保健師と早めに顔合わせをできれば理想的である。

　摂食症の症状として，運動強迫，過活動があることはよく知られている。毎日長時間ジョギングをしたり，水泳をするなどが運動強迫であり，夜中まで動き回って掃除をするなどが日常生活の中の過活動である。

　摂食症の症状がある場合，妊娠中もだいぶ過活動が見られるケースもある。産後しばらくは，外での運動は難しくなり，そのために抑うつ的になったり，また極端な食事制限に戻っている場合もある。運動強迫や過活動は，ひとりで動き回ることが多い。出産後しばらくは，子どもを抱いたりベビーカーを押すなど，長い散歩などはできるが，子どもが自分で歩くようになると，ペースを合わせるのが難しく，いらいら感が高まることがある。切迫流産などで，安静を命じられたケースでは，かなり抑うつ，いらいらが高まる。本人

の体重や体力にもよるが，産後は，ベビーシッターや家族の力を借りて，軽い運動を組みこむとよい。本人に任せると，極端な運動計画になりやすいので，周囲も納得する適当な量の運動を，子どもの生活リズムや周囲の支援の都合にも合わせて実行する。そうした方は主に「合わせる」ことが苦手なケースが多く，育児上，さまざまな面で問題を生じる。少し「合わせる」練習をするのは役に立つだろう。

　妊娠，出産に関係がない時期の摂食症は，空腹感や満腹感の読み取りの悪さに，本人はあまり困っていないことが多く，やせ願望や肥満恐怖に比べると話題に上りにくい。本人がある程度社会生活を送っていると，昼食の時間になれば周囲に合わせて食べるなど，空腹感の読み取りが悪くても，外から見れば普通の食事をすることができる。

　しかし，出産後，子どもと2人だけの状況では，周囲に参照できるものがなく，食生活が大きく乱れることが珍しくない。また，自分の空腹感の読み取りが悪い母親は，子どもの空腹感の読み取りも悪い。出産後は，出産前と症状の生活への影響が異なることに注意する。

　英国で，妊産婦に対するパートナーからの暴力（Intimate Partner Violence: IPV）と，さまざまな精神疾患との関連を調べた大規模研究によると，摂食症歴がない妊産婦に比較して，神経性やせ症の既往がある場合，妊娠中，産後の身体的暴力や心理的暴力を経験する率が高かった。神経性過食症の既往がある場合はさらに高く，両方の既往がある場合はさらに高かった。妊娠18週に，体型懸念や嘔吐が現在症としてある場合も，ない場合に比較して暴力を経験する率が高かった。

　この論文では，摂食症の既往や現病歴とパートナーからの暴力との因果関係について詳細には論じられていない。おそらく，対人コミュニケーションに問題があり，自己主張や「ノーと言えない」傾向が，ある時期には摂食症の症状を出やすくし，パートナーとの関係の中では暴力の被害者となりやすい傾向をもたらしているのではないかと思われる。栄養や食行動の面での改善が見られたケースでも心理的支援が必要なケースは多いと推測される。

```
コラム 4   「食べ方が分からない」
```

　妊娠期や出産前後，育児までの期間において，「摂食障害」は身近な問題である。おおよそ日本で妊婦健診を受けるお母さんのうち，10人に 1 人は摂食障害もしくはグレーゾーンと呼ばれる人たちがいる。

　後述するが，妊娠中は体型が大きく変わるため，普段「食べているから太る」と考えている人が「赤ちゃんがいるから体重は増えて当然」と考えるようになり，一時的に症状が軽減することもある。しかし，このような摂食障害の既往歴があると，産後に困るケースがある。ケースをひとつ紹介したい。

　Aさんは高校生の頃からうつ状態で，過食嘔吐がありながらも，精神科受診をしたことがなかった。高校を卒業して仕事を始めて安定し，パートナーと同居していたら意図せず妊娠。子どもはほしくなかったが，普通体重で経過し，自然分娩で出産。しかし産後，仕事をせずに子どもと 2 人で自宅にいる生活で，気づいた。「食べ方が分からなくなってしまった」のだ。実は妊娠前は職場で同僚と食事を一緒に摂り「普通の人の食べ方」を見ることで食事量が確保できていたのが，出産を経て「普通の食事」の指標がわからくなった。そのため，ものすごく太った気がして何時間も散歩をしていた。

　自分の感情を読み取って言語化できない「アレキシサイミア（失感情症）」は摂食障害にしばしば見られるが，身体感覚についても読み取りが悪く，疲労感や空腹感を感じないようなことも多い。このような場合，お子さんの空腹満腹の読み取りも困難になることがあり，授乳や離乳食のあげ方が分からず，出生時には標準の範囲の体重でも徐々に発育に問題が起こることがある。逆に泣いていると空腹なのかと思って食べさせすぎてしまうこともある。

　妊婦健診の EPDS 高得点者の中には，このような問題を抱える母親もいることを知っておきたい。

（出典：助産雑誌 77（ 3 ），244-250, 2023「インタビュー
『摂食障害のある女性の妊娠・出産・育児支援のポイント』」[15]）

8．アルコール使用症（アルコール乱用）

　若年女性の飲酒率が近年高まっており，習慣飲酒者も増えている。妊娠前期の器官形成期を過ぎれば，胎児に影響はないと思っている人がいるが，そ

の後の脳発達にも影響があるので，妊娠中の飲酒は望ましくない。飲酒の害については，啓発が進んでいるが，若年女性にはさらに注意が必要な分野であろう。

妊娠中は飲酒をやめていても，産後飲酒量が増え，アルコール乱用の域に達することがある。その際，抑うつ気分を伴うことがほとんどである。

典型的なパターンとしては，妊娠前から飲酒量が多かった人が，産後抑うつ的となり，気分を晴らすためにひとりで飲酒をする習慣がつく場合である。妊娠前は，外で友人と飲むのがほとんどであったが，飲酒量がひとりでコントロールできず，量が増えてしまったという経過が多い。アルコールは母乳に移行すること，また，飲酒後に母親が寝込んでしまうなどの行動が増えると，子どもの健康，安全上も問題がある。

産後以外の時期のアルコール乱用と同様，抑うつ気分が基礎にある場合，本人はうつを晴らしたいと思って飲酒をすることが多いが，それでも抑うつ感は深まるばかりである。抑うつ感とアルコール摂取の悪循環をきたしやすいので，抑うつ感についても治療していく必要がある。

１）対応のポイント

妊娠中の飲酒習慣は，産科で確認する機会があるが，産後の飲酒については，恥ずかしさのため，本人も話題にせず，見逃されることが多い。育児相談の場面で自分の飲酒について話をするのは場違いに感じられることも多いだろう。日中の過ごし方の説明があいまいで，アルコール乱用の可能性が疑われる場合は，飲酒習慣について聞いてみるとよい。

家事育児に支障があり，抑うつ感が明らかに見られるときは，アルコール摂取はストップするのが望ましい。離脱症状が出ることが予想されるときは，医療機関を受診し，慎重に経過を見ることを勧める。離脱症状が見られるほどではないと判断されるときは，断酒を勧めた上で，抑うつ感への対応を行う。採血により，肝臓，膵臓等の機能の検査を行い，異常があれば，本人の治療動機づけに活用するとよいだろう。抑うつ感には，抗うつ剤による薬物療法のほか，飲酒以外の気分転換法を工夫する。「外で友人と飲む」ことが，妊娠前は唯一の気分転換法だったというタイプは，対人関係があれば気分が

安定することは多い。ベビーシッターなどを活用しながら，友人との交際の時間がとれるよう工夫する。

　日中も飲酒する人は，家族から育児の支援がなくひとりで過ごしていることで，コントロールを失う背景にあることが多い。児童館など，子どもと一緒に出かけられる場所を探し，外出を勧めてみるとよい。なかには，新しい人間関係を作るのは苦手で，人前には出たくないというタイプもいる。その場合は，まず，地区担当保健師の個別対応からスタートしてみる。育児に対して苦手感をもつ人も多いので，育児支援も重要である。

9．適応反応症（適応障害）

　ストレスに対する反応として症状が生じるが，うつ病，全般性不安症などの診断基準に当てはまらないものをこのように呼んでいる。適応反応症として特定の症状が診断項目として挙げられているわけではない。DSM-5で適応障害と呼ばれ，この病名が知られるようになってきたが，DSM5TRでは適応反応症という日本語訳となった。うつ病等，近い病態に準拠した薬物療法が行われることも多い。産後にはさまざまなストレスが発生するので，精神科を受診すれば，適応反応症という診断になるケースは多い。病態としては，うつ状態だがうつ病の診断基準は満たさず，持続性抑うつ症というほど長期に続いていない場合や，うつ病とその他のグレーゾーンの症状が両方見られる場合などがある。

10．パーソナリティ症（パーソナリティ障害）

　DSMでは，その個人の社会適応，特に対人関係パターンのあり方が，生活上の困難を引き起こしている場合，パーソナリティ症と呼んでいる。

　DSMでは，第4版（DSM-IV，DSM-IV-TR）までは，「多軸診断」という概念に基づいて診断をしていた。うつ病，パニック症などの精神疾患がI軸に相当し，パーソナリティ障害と精神遅滞はII軸として評定された。現在は，記述の煩雑性などもあり，多軸診断という言葉は用いられなくなったが，パーソナリティ症を持つ対象の評価には有用な概念である。パーソナリティ症

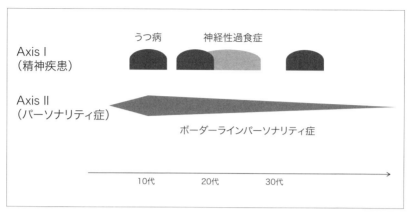

図5 DSM-IV-TR まで用いられていた Axis I（精神疾患）と Axis
II（パーソナリティ症）の関係

とは，その人の周囲の世界との関係性に根差し，長く続く傾向である。

　図5に，ボーダーライン（境界性）パーソナリティ症（障害）の例を示
すが，長く続くとは言っても自傷行為などが激しいのは20代くらいまでで，
その後は，空虚感や対人関係困難などの方が大きな問題になることも多い。
そして，パーソナリティ症（障害）をベースに，うつ病その他の精神疾患が
生じる。一つの疾患だけを繰り返す場合もあり，併存症を伴う場合もある。

　Personality disorder を翻訳して，人格障害という名称が用いられた時期
もあったが，「異常人格」のような差別的な響きがあるため，近年はパーソ
ナリティ症という翻訳の方が用いられることが多い。DSM では，さまざま
な種類のパーソナリティ症を定義している。

　DSM のパーソナリティ症の診断法では，本来のパーソナリティのあり方
に問題があって不適応様式が持続しているケースと，うつ病など何らかの精
神症状のために，ある期間，対人関係が非常に不安定になっているようなケ
ースを区別できないという問題がある。「2年間持続する」というのが定義
の一部となっているため，3年目に安定化するかもしれない対象も，特徴が
合っていれば，「パーソナリティ症」としてしまうということになる。

　産後のケースも，うつ状態の時期に限って不安定な人もいる。パーソナリ

ティに問題があるかどうかは，妊娠前から続いている傾向かどうかを検討することが重要である。学業や仕事上，よい時期と悪い時期とで極端に成績が違うといった不安定さがないか，成績が悪くなってしまうことの背景に対人関係上の困難がないかなど，社会適応面に気をつけて，病歴を聞いていくことが重要である。

1）ボーダーラインパーソナリティ症

　これまでは，境界性パーソナリティ障害と呼ばれてきたが，DSM-5-TR からボーダーラインパーソナリティ症という訳語となった。英語で言うと，Borderline Personality Disorder であり，「ボーダーライン」とか「ボーダー」と略して呼ばれたり，「境界例」と呼ばれることもある。**表10**に示すが，対人関係や社会適応の不安定性と，衝動性が特徴である。

　親子関係も不安定だが，異性との関係も操作的だったり，葛藤が多かったり，これに伴って，手首切り，大量服薬などが見られたり，激しいものであることが多い。交際相手が次々と変わったりしやすく，妊娠は珍しくないが，中絶に至る例も少なくない。もし，出産に至った場合は，育児にかなりの困難をきたすので，全面的な育児支援が必要となる場合が多い。

　自傷行為の繰り返しなどの激しい症状は，年齢とともに少し穏やかになる。穏やかになる背景としては，何らかの仕事やアルバイトをして，そこでは比較的安定した人間関係や収入がある場合が多い。不仲な実家の親とはほとん

表10　ボーダーラインパーソナリティ症の特徴

（1）強い見捨てられ不安がある。
（2）理想化した人を急に軽蔑するなど、極端に評価が変わり対人関係が不安定となる。
（3）自己像が不安定である。
（4）物質乱用、むちゃ食い等の衝動的な行為が複数ある。
（5）自傷行為を繰り返したり、自殺の脅しがある。
（6）強い不快気分や不安などが急に2～3時間みられるなど気分が不安定である。
（7）いつも空虚な感じがある。
（8）怒るべきでないときに激しく怒ったり、怒りの制御が難しかったりする。
（9）ストレスに反応して一過性の猜疑念慮が生じたり解離症状が生じる。

ど付き合わず，新しい人間関係に刺激を受けることも少なく，感情的に安定している状況である。異性関係が安定していれば，さらに助けになる。内面的な空虚感，自信のなさ，自分についての不確かさ等は残るものの，行動面での激しさは減少する。本人も納得して出産に至るのは，この時期が多い。

このように比較的安定していても，刺激を少なくした安定が，出産により崩れることがある。出産により，実家の親，夫の親などとの接点が増え，いらいらや不安が煽られるのが不安定化のきっかけになることが多い。空虚感や自己嫌悪感は，アルバイトなど，日常生活のパターンができ上がっているとあまり強く感じずにすむが，子どもと2人で密室にこもるような状態になると，これらが強まってしまうこともある。

人間関係が少なくなっており，実家とも疎遠なので，孤立してしまうことは珍しくない。自己肯定感はもともと低いが，ひきこもりがちな生活の中で，自分の不安定な気分といつも向き合う状況に陥り，さらに自己肯定感が低下して，不安定にあることが珍しくない。

〈対応のポイント〉

夫は，妻の思春期以降の最も激しい状態を知らない場合もあり，病歴を聞いて驚く場合もある。家族がどのような情報を共有しているかは確認が必要である。いらいら，怒りが子どもに激しく向かないためには，母親を安定化させる方法が必要である。少し子どもと離れてひとりでいる時間を作る，夫と2人でいる時間を作るなど，個人によって，よい方法は異なる。その人にとって，どのようなことが安定要素かをよく確認し，定期的に，このような時間を組み入れる。実家の親などが子どもの世話をすると，感情の起伏が激しくなってしまう場合は，可能ならば，家族や知人ではないベビーシッターを頼んだ方がよい。

2）自己愛性パーソナリティ症

自己愛性パーソナリティ症も子育てには問題を生じる。**表11**に自己愛性パーソナリティ症の特徴を示した。診断基準に挙げられている特徴の多くは，家庭外での，例えば仕事などの場面で典型的に観察されるものである。しかし，家庭内でも（6）（7）で挙げられたような特徴は大きな問題となる。（6）

表11　自己愛性パーソナリティ症の特徴

(1) 自分は素晴らしい才能を持っているというような誇大な感覚がある。
(2) 素晴らしい成功や権力，美しさを持つというような空想にとらわれている。
(3) 自分は特別な人だと思っている。
(4) 称賛されたい気持ちが強い。
(5) 特別に有利な取り計らいを受けることを当然と考えたり，相手が自分の言うとおりにすることを期待する。
(6) 自分の目的を達成するために人を利用する。
(7) 相手の気持ちに気付かない。
(8) 嫉妬しやすかったり，人が自分のことを妬んでいると思い込む。
(9) 傲慢な態度を取る。

　成人期早期から，このような特徴が5つ以上見られれば，DSM-5-TRでは自己愛性パーソナリティ症としている。

は，「対人操作性」「支配性」と呼ばれるもので，自分の都合のよいように相手を利用するというものである。自分の希望を言葉できちんと伝えて相手の意向を確認するのではなく，相手が自分の希望通りに動かざるを得ないような状況や雰囲気を作り出してしまう。特に，子どもは毎日の生活を親に依存しているので，親の操作の対象になりやすい。

　自己愛性パーソナリティ症の母親の中には，「素敵なお母さん」「子育てもしているのに綺麗」等と人から賞賛されるためのアクセサリーのように子どもを扱っている場合がある。子育てネットワークを作ったり，子育てに関するエッセイをさまざまなメディアに投稿するなどの活動は活発にできるが，いざ子どもと向き合ってみると，思い通りに子どもをコントロールできず，強烈な不安に襲われるというような場合がある。子どものニーズの読み取りは非常に悪く，共感も見られない。このような母親の場合，子どもが乳児期の間は，場合によっては，授乳，離乳食などが母親の思う通りに進み，身体的発達もよく，母親としては自分が子どもを完全に支配できていると思う場合もある。このため，乳児健診等の段階ではあまり問題が目立たないこともある。なかには，かなり長期に，父親など周囲の大人を排除した形で，いわゆる「カプセル育児」的な母子関係を作り上げ，母親は何も困っていない場合もある。

　このような母子の場合は，子どもが離れて行く時期に，母親側の動揺や抑うつなどが見られる。乳児期はカプセルでうまくいっても，１歳半検診や３歳児検診などで，問題が顕在化する場合も少なくない。動揺の激しい時期は，母子によって異なる。出産とともに仕事を離れた母親の場合は，家庭外での賞賛の場もない状態が続くことによっても，抑うつが深まりやすい。

〈対応のポイント〉

　パーソナリティ症は，「自分が悩むか周囲が悩む」のどちらかだといわれるが，自己愛性パーソナリティ症は，基本的には，自分は悩まず周囲が悩む病理である。日々の生活に一番困っているのは，一緒に生活する夫（パートナー）であるが，健診に夫が登場することは稀である。

　「今の状況について，ご主人はどうおっしゃっていますか？」という問いに，ありのままの答えが返ってくるとは限らないが，自己愛の病理が周囲に影響をおよぼしていないかどうか，雰囲気はわかることもある。

　自己愛性パーソナリティ症の「支配」「操作」の対象が，産後は子どもになることが多い。母親自身が困るまでは，相談は少ないが，「自分が思っているように」子どもの体重が増えない，「自分が思っているように」子どもが動いてくれない，というテーマばかりが語られる場合があり，母親の支配性に注意する。一過性に「思い通りにならない」状況について，いらいらするのは病的ではないが，子どもとの情緒的交流や共感性がなく，「私のイメージする育児」だけが前面に出ていたり，うまくいかないときに子どもを責めたり攻撃したりする傾向がある場合は気をつける。

　「夫の問題」の項（第４章Ⅶ）でも述べるが，夫が自己愛性パーソナリティ症であることも多い。これについては，妻が「困る側」である。このような場合，問題の自覚はあるが，妻側が「自分が至らないせい」と思っている場合も多く，率直に相談ができるまでには時間がかかる。このような場合は，妻の側へのカウンセリングが必要になることも多い。

11．発達障害

　母子保健の領域では，子どもの病理として注意欠如／多動症（ADHD），

自閉スペクトラム症（アスペルガー症候群）などが話題になることが多い。乳児健診に来た子の兄弟姉妹がこれらの発達の問題を指摘されて困っているというケースもしばしば見られる。一方，親の側にも，発達障害の傾向をもちながら成人したと思われる場合がときどき見られる。

　母親側にADHDによる注意力の持続困難などの問題があることがある。部屋の整理整頓が苦手など，自分の問題に自覚がある人も多い。成人後に社会生活を送った人の多くは，苦労しながらも，それなりに自分の問題をカバーするコーピング法を身につけている。しかし，産後は，自分でこなさなくていけない仕事が膨大になるので，それまでのコーピング法では対処できなくなりがちである。ただし，注意の持続困難そのものを急に解決することは難しいので，「時間を区切って家事をする」「やらなくてはいけないことをリスト化して順番に進める」など，新しい工夫が必要になるだろう。

　母親から見て，「子どももアスペルガー傾向だが，そう思ってその目で見ると，夫もアスペルガーではないかと思う」という訴えも非常に多い。やはり，社会生活を送れている夫は，職場など日々のスケジュールや自分のノルマが固定している場では仕事をこなせていても，家庭のような自由度の高い場では共感性のなさが目立ち，またこうした傾向が子どもの出生後，生活が不規則になっていっそう目立ってくるケースは多いものである。こうした傾向をすぐに，こちらの立場で解消するのは難しいことなので，夫に分担してほしいことはどんなことか，ルールを少しずつ設け，ルーチン化できるよう指導する（第4章Ⅶ）。

Ⅳ　ライフサイクルの中のコモビディティの実態

　さて，さまざまな精神疾患の症状について示したが，実際，母親にはどのような表れ方をするのだろうか。p.56で述べた「コモビディティ」というのは，どのような組み合わせで表れるのだろうか。

　図6は，乳児健診でのスクリーニングの後，面接に至った母親のDSM-5-TR診断の例である。面接実施時は，DSM-Ⅳの診断基準を用いたが，これ

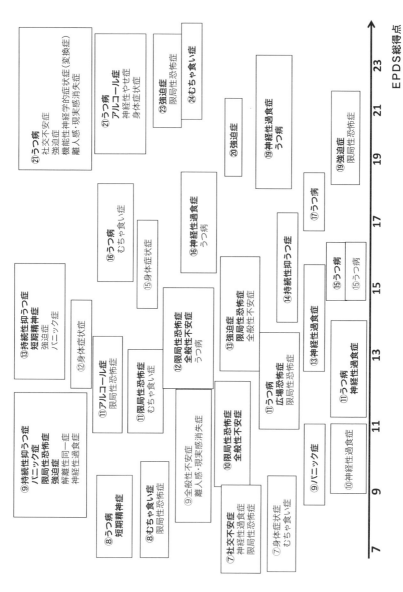

図6 産後の母親に見られるさまざまな精神科診断の例

らを DSM-5-TR に修正した診断を示してある。

　横軸は EPDS の得点である。四角で囲まれたのは，ひとりの人がもつさまざまな診断で，それぞれの四角の最初に挙げてある丸で囲んだ数字は EPDS 総得点である。対象は，第5章で示す，都内の保健センターを乳児健診のために来所した母親である。この中には，乳児健診のときの EPDS が高得点のために専門家との面接を勧められたケースと，本人からの希望や保健師の観察により，保健師が専門家との相談を勧めたケースがいる。これらの人々の中で，日を改めて専門家との相談に訪れ，詳しい追加面接を受けることに書面にて同意した人々が対象である。乳児健診のときに回収した EPDS が9点未満でも，本人の相談希望があったり，保健師の観察で専門家との相談を勧めることもあるため，9点未満のケースも含まれている。

　確定診断のものを太字，確定診断ではないが，育児に何らかの影響を及ぼしている「閾値下診断」のものを細字で示した。ここに挙げてある診断は，DSM 診断のための構造化面接[注9]を行って決定した時点での「現在症」である。

　まずこの図の第一印象は，多彩な精神病理が見られることであろう。いつからこれらの診断が見られるかはさまざまであり，詳細はまた後に述べるが，乳児健診後のある横断面で見ると，うつ病以外の病理も珍しくない。Kendell らの psychoses を中心とした研究（→ p.54）とは，少し印象が異なる。確定診断でない，軽い症状も含めると，さらに多彩な症状が見られ，複数の診断をもつケースも多い。これだけ異なった精神病理を抱えた母親がいるので，「育児困難」の支援といっても，精神状態に合った対応が必要だと思われる。「産後のうつ病」の確定診断があるケースも，うつ病だけの場合とうつ病に過食症が加わっているケースでは，支援のポイントが異なるからである。

　次に，これまでの精神疾患の既往歴にもさまざまなものがある。**図7**は，上記の相談に訪れた人々の既往歴のいくつかのパターンを示している。

注9）構造化面接：精神科の面接法の中で，質問すべき質問項目があらかじめ決まっているもののことを言う。網羅的に質問することが多いので，面接に時間はかかるが，症状の見落としは少なくなる。主に研究用に用いられる。

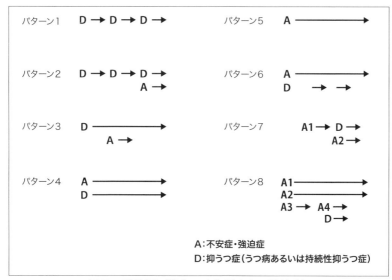

図7 既往歴（抑うつ症と不安症・強迫症）

　まず，図1～4でも示したように，うつ病が過去にあって，産後にもうつ病になったパターン1のような人もしばしば見られる。パターン2のように，途中で，強迫症，パニック症など，不安を中心とする診断も見られ，今回の産後の病像に至っている場合もある。パターン4のように，うつ病と不安症・強迫症の中の何らかの疾患の両方が長い間ずっと続いている場合もある。パターン6は，例えば，社交不安のような不安症が長年続いており，成人してから何回かうつの時期があったが，産後はうつはなく社交不安のみという例である。パターン7や8のように，不安症の分類の中の複数の疾患が見られる場合もある。

　摂食症とうつ病の既往歴の関係も同様で，摂食症が長く続いて，ときどきうつの時期があり，産後もうつという場合もあれば，産後は摂食症だけという場合もある。うつ病も摂食症も長く続いている場合もある。

　図8のように，うつ病と，不安症・強迫症，摂食症の3種の疾患がさまざまな時期に既往歴として見られるものもある。パターン1のように，不安症や強迫症があり，摂食症もあって，産後もその2つが見られるものもある。

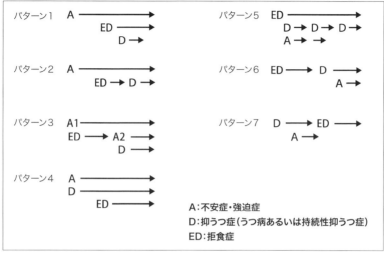

図8　既往歴（抑うつ症, 不安症・強迫症, 摂食症）

うつ病の既往はあるが, 産後はうつは出ていないタイプである。パターン2
のように, 産後は, 不安症とうつ病が見られる場合もある。パターン3のよ
うに, 不安症や強迫症の既往が複数種類ある場合もある。パターン4のよう
に, 産後3種の疾患がすべて見られる場合もある。パターン5のように, 摂
食症だけが一貫して見られる場合もある。パターン6, 7のように, それぞ
れの疾患は短期だけという場合もある。

　パターンはこのように多種あり, 既往によって産後の病理が予測できるわ
けではない。
　近年, 精神疾患は, リスクとなる遺伝子など, それぞれに特異な生物学的
特徴があるはず, という文脈で研究が行われているが, 産後の母親を見てい
ると, 「摂食症の既往があって産後はうつ病」といった例も珍しくないこと
がわかる。ここに挙がった種々の気分症, 摂食症, 不安症や強迫症は有病率
が高いので, それぞれに生物学的背景があるとしても複雑なものでなく, そ
の脆弱性をもっていることは珍しくないのかもしれない。また, うつ病, 神

経性過食症なども比較的有病率が高い疾患なので，そのような生物学的背景であれば，たまたま同一人物に複数の疾患が生じるという考え方も否定はできない。あるいは，個々の疾患の脆弱性にも共通の部分が大きいのかもしれない。ひとりの人間にさまざまな疾患が現れることに対する生物学的な説明は，今のところ不明である。

　経過中に違う病理が出てくる現象については，児童期の病理と思春期の病理の異同，児童思春期の病理と成人後の病理の異同などを論じる場合にも大きなテーマである。産後は精神症状をもつ人が多いだけに，それまでの既往歴との照合は興味深いテーマである。

　「同疾患の継続 homotypic continuity」か，「経過の中のコモビディティ sequential comorbidity」かという表現があるが，ひとりの児童期から産前産後に至る多彩な精神疾患がすべて同疾患とは考えにくい。今後は，ひとりの人のライフサイクルの中で出現しやすい疾患は生物学的に何か共通の部分があるのか，共通の対処法があるのかなどについて，検討する必要があるだろう。

　図9は，これらの対象の既往歴の始まりの時期，現在症の始まりの時期を図にしたものである。うつ病の既往があるものが7割強であったが，この約半数は，18歳以降の初発であった。うつ病以外の病歴についてまとめると，8割強に病歴が見られたが，このうち約3分の2は18歳以前の初発であった。

　既往歴があるもののうち，治療歴があるのは14％であった。症状があっても，受診しないものが多いこと，また，これらの人々が，産後のうつ病スクリーニングでスクリーニングされてくるというパターンが多いことがわかる。

　現在症としてのうつ病については，産後発症が約半数であった。妊娠中の発症も見られたが，妊娠前から持続的にうつというものも見られた。妊娠中のうつ病と産後のうつ病とは別個のエピソードと考えられるケースも見られたが，妊娠中のうつ病の存在は，産後うつ病のリスクを高めるという報告[7]もあり，妊娠中にうつ病症状を示すケースには産後十分注意が必要である。

　うつ病以外の診断については，妊娠前から連続しているものの方が多かった。このうち，約3分の1は，「高所恐怖」「先端恐怖」などの限局性恐怖症である。限局性恐怖症は，構造化面接で聞かなければ，本人も「精神疾患」

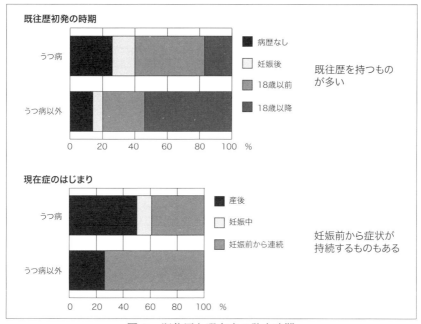

図9　既往歴と現在症の発症時期

としての認識は薄く，なかなか気づかれにくい症状である。他の疾患よりは，恐怖の対象を回避する生活パターンが確立して，生活全般に対する影響は小さく抑えられているケースもあるが，産後は回避が難しくなることもしばしばである。

　この「現在症のはじまり」の図を見てわかるように，産後に見られる精神症状の半数以上は，出産前に発症している。妊娠中に，何らかの形で精神症状の既往を確認したり，出産後に大きなライフイベントが重なることによって，精神的不調をきたす可能性などに気づくことができれば，産後の支援をスムーズにすると思われる。

　「現在症のはじまり」の中で，産後新たに発症した，うつ病以外の診断としては，アルコール乱用，強迫症，全般不安症，広場恐怖症などが見られた。産後，うつ病以外の疾患があらたに発生することは，あまり予測されていないことが多いが，これらの発症形式にも気をつける必要があるだろう。

1．妊娠前から持続する病理に対する出産の影響

摂食症の項で，出産後は，妊娠前と比較して，生活に大きな影響を及ぼす
症状の種類が異なるという現象について述べた。恐怖症についても，回避行
動がとれるかどうかで生活の質は異なる。妊娠・出産前後で，診断としては
同じでも，注目すべき症状や現れ方が異なることに注意しておく必要がある
だろう。

妊娠前と比べて，出産後には，**表12**に示したような生活上の変化が生じ，
ストレスとなる。産後の忙しさなどは，産前から予想はつくが，「子どもと
夫以外との接点が少なくなったら症状はどうなるか，生活はどうなるか」と
いったところまで考えていないことが多い。精神医学の中でも，産後以外で
はあまり考えない視点であるが，すでに何か症状をもっているケースの産後
の変化について考えるときには，重要な視点である。

なかには，社交不安のように，出産後しばらくは人と接することを求めら
れないので，一時的に楽になる場合もある。このタイプは，他の母親との交
流，子ども同士の交流が減りがちなことが，時間とともに徐々に問題となる。
集団検診など，人が多い場所も苦手で，相談したいと思っても落ち着いて相

表12　産後のストレスの実態

＊睡眠時間が減る

＊やらなければいけないことが増える

＊乳児の要求を読み取る必要

＊乳児の要求に合わせる必要

＊自分の都合は後回しにする必要

＊子ども（と夫）以外の人との接点が減る

＊乳児以外の上の子どもと過ごす時間が減る

＊仕事から遠ざかる

＊収入が減る

＊気分転換の方法が減る

＊両親や夫の両親との接点が増える

談を切り出せない場合もある。このような病歴をもつ母親は，子育てグループなどを紹介してもグループにはなじめないので，個人での相談を行うなど，対応を工夫する。

コラム5　プレコンセプションケア：精神科医ができること

　近年，妊娠前に心身の状況を整えることの重要性が強調されていて，これらは「プレコンセプションケア」と呼ばれている。コンセプションは，「受胎，妊娠」という意味である。例えば，双極症に対して用いられるリチウムや抗てんかん薬は，胎児に影響がある場合があるため，妊娠可能な女性への処方は控える，あるいは妊娠を希望した時点で他の薬物に切り替えるなど薬物療法面でのプレコンセプションケアは重要であろう。NICEガイドラインの2014年版も，2020年への追加事項として，てんかんだけでなく双極症の治療に用いられるバルプロ酸やカルバマゼピンについて，将来妊娠可能女性には処方しないことが追加された。

　もちろん，当事者によっては，当面，妊娠や出産は考えていないという場合もあり，「将来妊娠可能女性」と言われたくない人もいる。しかしその後，妊娠が判明することもあるので，妊娠状態への準備は容易ではない。本人は妊娠を希望しないにもかかわらず，夫の意向で妊娠や出産に至る場合もある。摂食症などでは，自己主張が苦手で，妊娠出産への不安をパートナーに表現できない場合もある。自信のなさや対人関係の苦手感，自己主張の苦手感などが治療で話題になっていれば，妊娠出産の恐怖についてもあらかじめ治療者と話し合い，パートナーとの相談を勧めることができる。妊娠を選択した場合は，妊娠中や出産後の困難についても準備が進められるだろう。

　摂食症以外他の精神疾患についても，出産するかどうかは本人とパートナーの考え方次第であり，プレコンセプションケアが「出産すべき」という考えの強制になるのは望ましくない。また，生活全般に関する支援を行わずに，プレコンセプションケアだけ熱心に実施するのも当事者には受け入れにくいだろう。単なる症状軽減だけでなく，心理的背景と生活状況の理解やその困難への支援を日頃から行っていれば，妊娠期，出産前後の支援もスムーズに行うことができる。

V 症 例

経過中のさまざまな病理を示すために，症例を提示する。第5章で示す相談室での事例を想定しており，継続的な治療ではなく，保健センターの相談で治療方針を決定し，治療を勧めたというセッティングである。

ここでは，前項 IV で述べたような，既往歴の理解が必要な症例を紹介する。

1例目は，思春期に激しかった問題が，いったん落ち着いていたが，産後また症状が強く表れたという症例である。

2例目は，一見，妊娠中初発のうつ病で，子どもの心配をしている母親のように見えるが，詳しく病歴を聞くと，うつとともに，以前から抱えていた病気や死のテーマが復活し，死の恐怖をより強めていた症例である。

症例2 　思春期以降の病理が再活発化した例

20代女性，夫，現在生後5カ月の第1子（男児）と3人暮らし
〈病歴（生育歴および現病歴）と経過〉

生来，身体的には健康。小児期から両親の仲が悪く，高校生のとき，母親は家を出て他の男性と住みはじめた。このころから本人も不安定で，抑うつ気分，過食嘔吐，手首切りなどが頻繁に見られるようになった。完全主義のところもあり，突然ある教科だけは完璧に予習復習しようとしたりしたが，長く続かず，全般的には成績不振であった。過食嘔吐のため，体重の増減も激しかった。担任の勧めで精神科を短期間受診したが，処方された抗うつ剤をまとめて飲むなどの行為があり，主治医とは治療関係が築けず治療は中断した。その後抑うつ的で登校できない日も多くなり，高校は中退。一人暮らしをはじめ，アルバイトを転々とした。最後に勤めたところは小さな事務所で，ノルマもなく，自分のペースで仕事ができた。この事務所に勤めるようになってから，知り合った男性と同棲。この間，母親とはまったく会っておらず，父親とも用事があるときに電話する程度であった。月経不順なので妊娠しないと思っていたが，妊娠。子育てをする自信はまったくなかったが，中絶する勇気もなかった。妊娠中は，出産後のことを考えてうつうつとして過ごした。妊

娠後期にアルバイトをやめ，家でひとりで過ごす時間が増えて以来，急に涙が出たり，なんで産むことにしたのかと後悔することが多かった。

　分娩は正期産で特に問題なかった。産後，抑うつ気分が晴れず，また子どもと2人の生活で，いつ何をどれくらい食べていいのかわからなくなり，丸1日絶食したり，急に過食するなど不安定になってしまった。その後過食が増え，それに伴って嘔吐も再発した。このため，身体的疲労が激しい。過食嘔吐に時間をとられて，子どもの世話より過食嘔吐が大事と思うことが増えてしまい，このままではいけないと思っている。母乳は出にくいのであきらめてしまった。粉ミルクの方が量がわかっていいと思うが，飲ませるタイミングがわからない。掃除洗濯などは，きちんとやりたいほうで，ますます子どもは寝かせておくだけになってしまう。やせようと思って，子どもを連れて散歩に行くときはよく歩けるが，家の中で家事をしようとすると，あまり気力がない。きちんとやらなくてはと思い，ない気力を振り絞っているような状況である。気分の日内変動はあまり激しくない。食欲はあるかないかよくわからない。過食以外の食事はあまり食べないようにしているため，妊娠前に比べ，体重は2kg減少している状態である。睡眠は6時間程度。途中一度子どもが泣いて起きるが，ミルクを飲ませれば，子どもはすぐ寝る。日中眠くなることも多く，熟睡しているとは言えないが，極端な睡眠不足という感じはない。乳児健診でEPDS 17点であり，保健師に，精神科医との面接を勧められた。

　〈解説〉
　この症例は，思春期に，DSMで言えば，神経性過食症，ボーダーラインパーソナリティ症の特徴が明らかになっている。その後，自分なりの居場所を見つけたことにより，症状は完全に消失はしないものの軽減し，安定化していたケースである。受診歴はあるが，治療歴としてはほとんどないに等しい。予定外の妊娠の後，妊娠中のうつ状態に陥っているが，産科で相談することはなかった。産後，抑うつ状態が持続し，過食嘔吐が悪化している。うつの症状としては，抑うつ気分，気力低下が見られる。体重減少については食欲低下と，自らの摂取制限の両方の影響がある。睡眠はある程度保たれていることなどから，うつ病の診断はぎりぎ

り満たさず，持続性抑うつ症の範囲である。本人は，過食嘔吐，掃除洗濯，子どもの世話を時間的に全部こなすのが難しく，何とかしたいという気持ちは強い。うつ状態については，「もともと健康な人がある時期うつ病になった」という形ではなく，持続的に不調な持続性抑うつ症の範囲である。これだけですぐ抗うつ剤を必ず処方しなくてはいけないわけではないが，本人は，できるだけいろいろな方法を使って治療したいという気持ちが強かったため，過食症状への効果を期待して，精神科クリニックでの抗うつ剤での治療を勧めた。

　一方で，本人はカウンセリングも希望した。出産後，自分の母親はどのような思いで子育てをしていたのか，という考えが頻繁に想起され，また，「なぜ自分を捨てて出て行ったのだろう」という思いが，怒りとともにしばしば頭に浮かんだためである。クリニックとも相談し，カウンセリングルームにも紹介した。子育てについては，子どもへ与えるミルクの量が足りず，体重が停滞気味だったため，ときどき保健センターに来所するよう促した。保健師の指導で，時間決めでミルクを与え，空腹，満腹のリズムを子どもに作っていくことなどを練習した。

　後で振り返ってみれば，妊娠中にもかなりのうつ状態が見られた。うつ病の診断基準を満たしていた可能性もある。妊娠中は精神科を受診することは本人も考えなかったが，この段階で精神科の受診先が決まっていれば，産後の経過がもう少し楽だったかもしれない。抑うつ的になりやすい傾向を持続的にもっている人なので，継続的に相談できる相談機関につなげることが重要なケースと言えるだろう。DSM 診断では次のように記述できるケースである。

　DSM-5-TR 現在症：持続性抑うつ症，神経性過食症
　DSM-5-TR 生涯診断（既往歴）：うつ病，神経性過食症，ボーダーラインパーソナリティ症

症例3 過去の症状の延長だが，心配の対象が自分から子どもに変わった例

　30代女性，夫と生後 4 カ月の第 1 子（女児）と 3 人暮らし

〈病歴と経過〉

　生来健康。高校生までは，やや神経質な傾向はあるものの，特に大きな精神症状はなく過ごした。大学のとき，健康科学の講義で，がんの話を詳しく聞き，怖いと思ったがそのときはそれだけで終わった。会社に就職してから，友人が乳がんの疑いと言われ，何度か検査を繰り返して以来，「自分もがんではないか」と心配になった。乳がん，子宮がん，胃がん，肺がんなどを心配して，あちこち検査を受けたが何も異常はなかった。仕事の部署が変わって多忙なときに，また不眠がちになり，このため毎日体調も悪く，ますます病気が心配になった。しかし，諸検査を受けても異常はなかった。受診歴を聞いた医師から精神科での相談を勧められ，精神科を受診した。その結果，「心気症」の診断を受けた。自分でも心配しすぎだという意識はあった。抗不安薬が処方され，若干不安は和らいだものの，劇的な変化はなかった。仕事が順調なときは病気の心配は忘れていられるが，うまく行っていなかったり，不安に感じる場面があるとすぐ身体が心配になる傾向があった。

　30代後半に結婚。すぐ流産があり，またすぐ妊娠したが，年齢や流産歴を見て，妊娠中の危険を詳しく説明されることが多く，妊娠中は強い不安を感じながら過ごした。これ以上妊娠中にリスクを増やしたくなく，抗不安薬は服用をやめたので，通院もやめていた。たまたま，友人の子どもが事故で亡くなるという一件があり，それ以来「この子も死ぬんだろう」という恐怖と不安が強まった。しかし，産科医に言ってもわかってもらえないだろうと思い，相談できなかった。テレビをつけると，赤ん坊や小さい子が出てくるので，「自分の子は死ぬのに」と思うと，集中して見られず，気分が沈みがちであった。日中も泣いて過ごすことが多く，家事も滞りがちであった。

　分娩は正常で，そのときだけほっとしたが，病棟で何気なく見たパンフレットに「人工栄養児は，母乳栄養児より乳児突然死のリスクが高い」と書いてあるのを見て，死んだらどうしようと不安になった。子どもが寝ると，「死んでいないか」と不安でいつも見張っているようになり，本人の睡眠時間は減少した。食欲もかなり低下し，妊娠前に比べて体重が4 kg低下した。母乳が出にくくなってしまったが，人工栄養に切り替えては死んでしまうという思いが強かった。子どもはあまり母乳を飲もう

としないため，搾乳して哺乳瓶に入れて飲ませていたが，哺乳瓶の消毒，マッサージ，搾乳ですぐ時間が経ってしまうような状況であった。乳児健診の EPDS で20点だったため，保健師に精神科医との面接を勧められた。

〈解説〉

　症例2とも類似するが，妊娠前から病理があり，それが，妊娠中から産後にかけて出現したうつに伴って，強く出ている例である。睡眠や食欲にも影響があり，抗うつ剤による治療が第1選択である。このような場合，ただちに薬物療法を開始することが望ましいが，この症例では，薬物なしで母乳育児をすることへのこだわりがきわめて強かった。幸い，実母と妹が全面的に協力をすることを申し出てくれたため，1週間だけ経過を見ることにした。家族が，子どもが生きていることを必ず見ている態勢を作ることで本人は安心し，子どものことを気にせずに昼寝などができるようになった。次の週から，日中は気分がよければ近隣の児童館に行ってみるなどの方法で症状が改善しはじめたので，少しずつ支援をゆるくしながらサポートを続け，自分で子育てできる状態まで回復した。

　妊娠前は，病気や死の心配の対象はもっぱら自分であったが，妊娠中から「子どもが死んでしまう」という心配に変わった。話の内容だけ聞いていると，自信のない母親にありがちな育児不安のようにも聞こえるケースである。睡眠や食欲，毎日の生活の様子などをよく聞いてみる必要がある。このケースも，妊娠中に明らかにうつ症状が見られている。診断がついても，妊娠中の抗うつ剤服用は拒否したとは思われるが，母乳指導のときに，本人の病状に合わせて，母乳が出にくいときの対応などを話し合っておけたのではないかと思われる。もともと，家族関係や友人関係には問題のない人であり，周囲の支援で立ち直ることができた。同じような症状があっても，非常に孤立している人であったら，入院なども考慮すべき病態である。DSM 診断では次のように記述できるケースである。

DSM-5-TR 現在症：うつ病（妊娠中に発症）
DSM-5-TR 生涯診断（既往歴）：病気不安症

VI　まとめ

　このように，産後のメンタルヘルスは多彩であり，これまで報告されていた以上にコモビディティも多い。産後に不調を起こす可能性を知るには，妊娠中に，これまでの精神科既往歴を聞いておくのは重要である。しかし，これは決して，「これまで精神科既往歴があった人は，産後も絶対に精神的問題を起こす」とか，「子育てがうまくいかない」という意味ではない。

　「精神科受診歴がある人は，産後何が起こるかわからない」「何をするかわからない」という表現を聞くこともあるが，これも誇張されすぎた表現である。精神科受診歴があって，きちんと治療関係，相談関係ができていれば，産後，精神症状があっても対応は十分できる。

　従来の産後精神医学の領域では，主に，躁うつ病，統合失調感情症など「精神病」の範疇でさまざまな病態の移行や家族歴が論じられていた。しかし社会全体では，不安症，強迫症，摂食症，うつ病などの方が圧倒的に多い。これらは産科，小児科，種々の健診では，日常的に遭遇する疾患である。妊娠前は精神科治療をしていても，妊娠後は精神科通院をやめているケースも多い。これらの症状をもった人は産後，精神科以外の場で遭遇することの方が多いと言ってよいほどである。病態として軽く見えても，生活の質や育児への影響は大きい。これまで，精神科とその他の科との狭間になっていた，これらの人々の支援は非常に重要だと思われる。

切れ目ない支援

　近年，「切れ目ない支援」という用語がよく用いられている。これはニーズのある人を妊娠中に発見し，あるいは妊娠前から妊娠や出産後のことを意識した支援のことである。「出産までは産科，出産後は支援が終わる」ことがないよう，つまり「支援が途切れないように」ということを意識した有意義な用語である。

　しかし，妊娠中に生じていなかった不調が産後に現れることはしばしばある。逆に，妊娠中の不調者が産後は落ち着くということもある[6]。産後は産後でメンタルヘルスの不調が生じ得ることを意識しておかなければ支援から抜け落ちてしまう可能性があるので，注意が必要である。産科からの「切れ目ない支援」は妊娠中と産後をつなぐ縦の時間軸であるが，産後は小児科や各種健診，保育園などで気づいたことを集約する「横のつながり」が重要だといえるだろう。

文　献

1) American Psychiatric Association：Diagnostic and Statistical Manual of Mental Disorders. Fifth edition text revision. APA, 2022.（高橋三郎，大野裕監訳：DSM-5-TR 精神疾患の診断・統計マニュアル．医学書院，2023）

2) Brockington IF：Motherhood and Mental Health. Oxford University Press, 1996.（岡野禎治監訳：母性とメンタルヘルス．日本評論社．1999）

3) Cooper PJ, Murray LC：Course and recurrence of postnatal depression: Evidence for the specificity of the diagnostic concept. British Journal of Psychiatry, 166: 191-195, 1995.

4) Dean C, Kendell RE：The symptomatology of puerperal illness. British Journal of Psychiatry, 139: 128-133, 1981.

5) 伊藤真也，村島温子，鈴木利人編：向精神薬と妊娠・授乳改訂3版，南山堂，2023.（添付文書情報のとらえ方 p.18-26）

6) 金子一史ほか：母親の抑うつと母親から子どもへの愛着に関する縦断研究—妊娠中期から産後1ヶ月まで．児童青年精神医学とその近接領域，49(5): 497-508, 2008.

7) Kendell RE, Chalmers JC, Platz C：Epidemiology of puerperal psychoses. British Journal of Psychiatry, 150: 662-673, 1987.

8) Kitamura T, Yoshida K, Okano T et al：Multicentre prospective study of perinatal depression in Japan: Incidence and correlates. Archives of Women's Mental Health, 9: 1212-130, 2006.

9) 国立成育医療センター妊娠と薬情報センター：https://www.ncchd.go.jp/kusuri/index.html

10) Kothari R：Intimate Partner Violence among women with eating disorders during the perinatal period. International Journal of Eating Disorders, 48: 727-735, 2015.

11) McNeil TF：A prospective study of postpartum psychoses in a high-risk group.1.

Clinical characteristics of the current postpartum episodes. Acta psychiatrica scandinavica, 74: 205-216, 1986.

12)　NICE：Antenatal and postnatal mental health. clinical management and service guidance. www.nice.org.uk/guidance/cg192,2014

13)　西園マーハ文：産後メンタルヘルス支援事業来談者に見られる摂食障害―長期経過の一つの実態．精神神経学雑誌，109(12): 1135-1139，2007.

14)　西園マーハ文：産後のメンタルヘルスと摂食障害．In　西園マーハ文（編）摂食障害の治療．専門医のための精神科臨床リュミエール第Ⅲ期 28巻．pp.207-216，中山書店，2010.

15)　西園マーハ文：インタビュー：摂食障害のある女性の妊娠・出産・育児支援のポイント．助産雑誌，77(3)，244-250，2023.

16)　Schopf J, Rust B：Follow-up and family study of postpartum psychoses part 1: Overview. European Archives of Clinical Neuroscience, 244: 101-111, 1994.

17)　周産期メンタルヘルス学会：周産期メンタルヘルスコンセンサスガイド 2023年版．http://pmhguideline.com/consensus_guide2023.html

18)　Spitzer RL, Endicott J, Robins E：Research Diagnostic Criteria（RDC）for a Selected Group of Functional Disorders（3rd ed）. Biometric Research Department, New York State Psychiatric Institute, 1981.（本多裕他監訳．精神医学研究用診断マニュアル．国際医書出版，1982）

19)　Yamashita H, Yoshida K, Nakano H et al：Postnatal depression in Japanese women. Detecting the early onset of postnatal depression by closely monitoring the postpartum mood. J Affect Disord, 58: 145-154, 2000.

20)　Yoshida K, Marks MN, Kibe N：Postnatal depression in Japanese women who have given birth in England. J Affect Disord, 43: 69-77, 1997.

第4章　産後の精神的不調に関連する因子

　さて，これまでの章で，質問紙や面接の意味を考えてきた。また，EPDS
という簡単な質問紙でスクリーニングを行い，その後に面接を行う意義につ
いても考えてきた。

　EPDSと面接法の詳細は，第5章で示すが，保健師や助産師が最初の面接
を行う場合は，精神症状そのものというより，生活状況・育児状況から聞い
ていくことが多い。精神科の既往歴があれば産後に不調が起きた可能性があ
るのは第3章で示した通りだが，これ以外にも，生活状況の中で，産後に精
神的不調をきたしやすい因子はあるのか，もし明らかなものがあれば，たと
え本人がEPDSを拒否したり空欄ばかりの回答だった場合でも，うつの可
能性を推測する目安になる。

　EPDSが実施できなかったり，本人に拒否されても，「不調があるかもし
れない」と医療者側が注意すべき点というのはどういったものだろう。

　筆者らが実施している東京都新宿区の相談室では，**表1**に挙げたような
項目については，気をつけて話を聞くようにしている。この表に示したのは，
ある期間の乳児健診1416人（回収率99.6％），1歳半健診978人（回収率95.4
％）のうち，EPDSが9点以上の人々（乳児健診119人，1歳半健診64人）
の中で，該当者の多い項目とその割合である（複数該当者あり）。外国人の
多い地区であり，言語・文化の問題の該当者が多いのは地域の特性といえる
だろう。

　実際の母親には，これらの因子がいくつも重なっている。例えば，母親に
はうつの既往歴があり，父親（夫）にはアルコールの問題があって，第1子
にも発達上の問題がある，といったことである。それぞれの因子が単独でど
れだけEPDSを高くするのかを示すのは，かなり大規模の数を解析する必

表 1　EPDS 高得点者の特徴（文献 5 より）

	乳児健診時の高得点者 (119人)	1 歳半健診時の高得点者 (63人)
妊娠をめぐる問題，妊娠中，分娩の異常	32.8%	23.8%
子どもの問題	9.2%	14.3%
言語・文化の問題	19.3%	19.0%
仕事・経済の問題	6.7%	17.5%
母親の内科疾患	0.8%	4.8%
母親の精神科疾患	5.0%	3.2%
母親のその他の問題	2.5%	1.6%
ドメスティック・バイオレンス（DV）	7.6%	1.6%
夫の精神疾患	2.5%	1.6%
夫のその他の問題	6.7%	7.9%
離婚・夫婦関係悪化・母子家庭	14.3%	12.7%
その他の家族問題	16.8%	11.1%
近親者の死	0.8%	1.6%
育児支援の少なさ	11.0%	6.3%
最近の転入	21.0%	39.7%
その他	18.5%	10.9%

要があり，今後の課題である。ここでは記述的に，それぞれの因子がどのように母親の生活と育児に影響を及ぼしているか示してみたい。

　これらの因子については，ひとつずつチェックリスト的に網羅的に聞くというよりは，EPDS やその他のアンケート用紙への回答，本人からの質問など，本人の回答や言葉をよく確認し，そこから話を進めて聞いていくと，面接への抵抗が少ない。

　精神的不調と関連する因子は，時期により異なることにも注意する。帝王切開したケースで，母親の体調が回復していない場合や，出生時にかなり低体重で育児が大変だった場合などは，出生直後に調査をすれば大きなストレス因子になっているのは明らかだろう。しかし，乳児健診，1 歳健診では別の因子の方がストレスとなる場合も多い。このようなケースだと，産科でハイリスク者と考えられているケースと，精神科医や臨床心理士がハイリスク

と思っているケースが必ずしも一致しない点に注意する。

I　妊娠をめぐる問題，妊娠中，分娩の異常

　産後のうつ病や育児困難の相談に訪れる母親の中に，長い不妊治療を受けて妊娠したというケースがある。不妊治療を受けたケースだと必ずEPDS得点が高いといった強い関係があるわけではなく，問題のない母親の方が多い。しかし，なかには精神的不調に陥っている場合もある。不妊治療以外の因子の影響の場合も多いが，長年の不妊治療が不調の原因という場合もある。

　例えば，不妊治療が大きな人生の目標になりすぎ，出産後は一種のバーンアウト状態になる場合がある。長年の不妊治療で経済状況が悪くなったり，夫との関係が悪くなっている場合もある。夫婦の片方のみが強く望んだ妊娠の場合は，その後の子育てが大きな負担となる。2人目を出産するかどうかで，夫婦で意見が対立している場合もある。「あんなに子どもを欲しがっていたのに」と周囲からの非難を受けると，ますます不調になりがちである。強く子どもを望んで妊娠した場合でも，出産後は不調になる可能性があることを念頭に置いて接する必要がある。

　一方で，望まない妊娠の問題も大きい。望まない妊娠と妊娠中のうつには関連があるという報告がある[3, 8]。望まない相手による妊娠，望まない状況での妊娠は，当然ながら，かなりの生活設計の変更を迫られる。特に妊娠させた男性が妊娠を受け止められずに逃げてしまう状況では，生活が安定するにはかなりの時間を要する。新しい仕事を始めたばかり，新しい学校で勉強を始めたばかりなどの場合も，動揺が激しい。これらに経済的問題なども重なって，妊娠中から産後までうつが続くことがある。うつが強い場合は，腹部を強く叩いたり，流産を誘発するような無理なスポーツをするなど，「胎児虐待」ともいうべき状況が見られることもある。出産後短期間は，育児に没頭して比較的よい状態のこともあるが，妊娠出産に伴う生活の変化が大きい場合は，新しい生活に適応するまでかなり不調が続く場合も多い。

　精神分析の分野では，出産前に，妊婦が，生まれてくる子どもに対しても

つイメージが重要だとする立場がある[6]。多くの場合は，かわいらしさなど，よい対象イメージが投影されているが，胎児に対して，不気味な感じや恐怖感の方が強ければ，出産後の子どもとの関係も不安に満ちたものになりやすい。妊娠中に，胎児のイメージがあまりにも悪い場合は，育児に支障がないか，産後も継続的に支援を行った方がよい。遺伝疾患の可能性がある場合についても，顕在発症の可能性があっても，生まれてくる子にはよいイメージをもって，出産を楽しみにしている場合と，恐怖心の方が大きい場合とがある。後者の場合は，カウンセリングが必要である。

　妊娠中の問題が，産後も影響を及ぼしている場合もある。例えば，切迫流産で長く入院を余儀なくされた場合である。長く安静を強いられるだけでも，体力低下，不安や焦り，気力低下などを生じ，ここから不調が始まったと回顧する場合も少なくない。「安静にしていないと，子どもにダメージがあるかもしれない」と繰り返し伝えられることも影響する。特に，体重を気にして運動強迫傾向にある人，スポーツで気分転換していた人は，安静はかなりのストレスとなる。また，すでに子どもがいる人の場合，安静期間中に，義母など手伝いに入った人が家事育児を取り仕切り，その影響が産後も続いてしまう場合がある。子どもが自分の言うことを聞かなくなった，しつけが行き届かなくなった，予告なしに義母の訪問がある，といったことである。妊娠中に問題があった人の場合，産後にもこのような影響が残っている可能性を考えて接する。

　非常に難産で，長時間不安が続いたような場合，出産状況が何度も想起されるなど，PTSD に近い状況になることがある。急に帝王切開になるなど，予想外の展開になった場合もこの傾向が強い。産後うつ的なときにフラッシュバックが多く，うつ状態が改善すると軽減する場合もある。

II　母乳の問題

　表1の調査とは別の調査であるが，「母乳か人工栄養かどうか」も EPDS 得点に関連するので，分娩の後に生じる問題としてここで触れておく。

表2　栄養状況と EPDS 得点

	該当者数	EPDS 総得点平均値（標準偏差）
主に母乳	75（50.7%）	2.43（2.73）
混合	36（24.3%）	3.74（3.05）
主に人工栄養	33（22.3%）	4.83（5.27）

　同じ地域で，乳児健診に来た人に，母乳育児かどうかを聞いたところ，**表2**のような結果が得られた。母乳か混合栄養か人工栄養かで対象を分類し，EPDS 総得点の平均値を計算してみると，母乳育児者の EPDS 得点は他より有意に低かった。人工栄養群でも平均値が区分点（第2章 IV）である9点を超えているわけではないので，強いうつ状態の人ばかりではないが，母乳育児中の人より不調な人が多いのは明らかである。

　これを，「母乳育児をするとうつ病にならないらしいから，母乳育児を頑張りましょう」と解釈するのは適切でない。海外には，体型の崩れを気にして，最初から母乳育児の努力をしない人もいるが，日本の場合は，ほぼ全員が母乳を与える努力はしている。それでも母乳育児ができていない人は，心身の不調の結果として，母乳育児ができていないと考える方がよいだろう。

　「母乳が出ない➡落ち込む」というふうに語られやすいが，逆に，「母親がうつ状態である➡母乳の出が悪い」という面もある。もちろん，出ないからさらに落ち込むという悪循環に陥ってしまうこともある。母乳の出が悪いことと，うつ状態のどちらが原因でどちらが結果なのかを追求するよりは，母親のうつ状態と母乳の出にくさ，次で述べる子どもの発育の悪さは，悪循環をなす一セットのものと考えた方がよい。母乳育児を強く勧める前に，うつ状態にないかどうか確認が必要である。人工栄養の人の割合も，小さな数ではない。「人工栄養はダメ」と言われて自責的になっている人は少なくないはずである。

III　子どもの問題

　子どもの出生時体重が非常に低かったり，子どもに障害があると判明した

りすることは，出生直後の精神的不調と関連する。しかしその後，ずっと不調が続くというわけではなく，徐々にその子どもの育て方がわかってくると，安定することが多い。その後は，むしろ，夜泣きが多い，体重の増え方が悪いといった因子が不調と関連する。体重が増えないというのは，上記の母乳の出にくさとも関連する。

　子どもが，湿疹，発熱など病気を繰り返す場合もある。頻繁な入院を要する場合は，そのたびに付き添いを要請されることが多く，母親も不調になりやすい。

　1歳半健診の時期には，子どもが多動，エネルギーがありすぎるなどの問題で抑うつ的になる母親もいる。また，1歳半または3歳児健診などでは，言葉の遅れ，発達の遅れなどから発達障害の可能性が指摘され，抑うつ的となる場合がある。

　生まれたばかりの子どもには問題がなくとも，上の兄弟姉妹に問題がある場合もしばしば見られる。いわゆる「赤ちゃん返り」した状態（退行）が一般的である。そうした場合，下の子の育児に人手を借りながら，上の子どもとも接する時間を増やすことで対応できる場合が多いが，より本格的な幼児相談やカウンセリングが必要な場合もある。

　上の子の発達障害の特徴が明らかになって，親が手いっぱいなときに第2子が生まれ，育児負担が大きくなってしまう場合も多い。母親にカウンセリングが必要と思われる場合も多いが，すべての負担が母親にかかっており，さらにカウンセリングなどの母親の負担を増やす提案は受け入れられにくい。カウンセリングを行うならば，託児ができる相談室を選んだり，カウンセリングに通うことと他の気分転換を組み合わせて，定期的に数時間ずつはベビーシッターを雇うといった方法を考えることが必要である。

IV　言語・文化の問題

　日本には，登録しているだけで，300万人以上の外国人が生活している[2]。仕事や勉強のために単身で生活するものも多い一方で，日本で出産して子ど

もを育てる人々も増えている。出産や子育ては，単身での生活適応よりさらに進んだ生活適応を必要とするが，うまくいけば，日本での生活はかなり安定したものになる。

「外国人」といっても，日本生まれだったり，日本での暮らしが長く，外国人だからという特別視は必要ない場合もある。一方，日本語が不自由で，健診する際の会話にも不自由する場合がある。筆者らの相談室は，都心にあるため，日本の都市部の速い生活ペースや騒音が多く人口過密な場所での子育てにストレスを感じるという場合が多いが，地方では，また別の形の適応の問題があるだろう。いくら人口過密でも，日本は女性にとって比較的安全な環境なので，出身国よりは安心という場合もある。本人がどのような点にストレスを感じているかは，話をよく聞いてみなくてはわからない。「外国人」とひとくくりにせず，どのようなニーズがあるか確認して，支援することが必要である。

１．言語の問題

日本で，就労歴がある女性の場合，会話はだいたい通じることが多い。しかし，読解については困難であることが多く，保健センターからのお便りや案内が把握できず，情報過疎状態に陥っている場合もある。日本語が話せていれば「日本語OK」と思って安心しがちなので，この点はよく確認する。「やさしい日本語」の活用も考えるとよいだろう。

会話も不自由な場合，夫が日本語に堪能な外国人あるいは日本人のときは，健診に付き添ってくることもある。しかし夫との関係が良好でない場合は，正確な情報が聴取できない。夫ではない男性や，日本の学校に通いはじめて日本語が話せるようになっている子ども（乳児の兄弟）が付き添って通訳することもあり，どこまでプライベートな問題を聞いてよいかとまどう場合もある。本人に個別に話を聞いた方がよいと判断されるときは，各自治体の通訳サービスなど利用できないか検討する。

２．ネットワーク

　地域の中の教会などに，同国人がよく集っていたり，特定の国の人が多く住んでいる町もある。自治体と連携した国際交流組織なども多い。このような場所に通うと，自分の言葉で話をして気分転換ができたり，日本語が堪能な人の支援も受けやすいなど，さまざまなメリットがある。孤立して生活している人には，このようなネットワークが近隣にないか検討してみるとよい。

　しかし，来日前の職業，出身地，家柄，宗教などは人によって違いがあり，「○人同士だと友だちができるのではないか」と思って勧めてもうまくいかない場合もある。その場合，親密な友だち付き合いはしなくてよいから，最低限の情報収集に使うといった付き合い方を本人に任せるしかない。

３．経済的問題

　国によっては，女性が日本で働いて得た賃金の多くが，母国の家族の生活費として送金されているケースがある。その場合，出産後すぐ友人に子どもを預けて働きに行き，かなり心身の無理をしていたり，健診や予防接種にも来られないこともある。家族によっては，出産直後に子どもは母国の母親や姉など親族に預けに行く場合もある。生活状況をよく聞き，予防接種など必要な医学的対応が抜け落ちていないか，メンタルヘルスの問題以前に母親の健康状態は大丈夫かなど確認が必要である。

４．法的問題

　出身国によっては，オーバーステイ，政治的に出身国には帰れない状況など，さまざまな政治的，法的な問題を抱えていることがある。これに伴って，夫が収監されているケースなどもある。子育て支援の立場からは，子どもの安全と健康を守り，母親ができるだけ安心して子育てできるよう支援すべきであろう。同じような境遇の人が他にもいる場合は，支援するNPO，NGOなどもあるので，紹介できるものはないか検討する。

　外国人母が出産する際，子どもの父である日本人男性が子どもを認知せず，子どもに日本国籍がもてるかどうかという問題が生じることもある。安定し

て日本に住めるかどうかにも影響するので，法律関係のアドバイスを受けるよう勧める。

5．外国人夫の日本人妻の場合

　外国人夫の中には，飲食店などで長時間雇用や，語学学校のかけもちなど不安定雇用の場合がある。日本人でも状況は同じではあるが，外国人夫の場合は，仕事がうまくいかないと，本国に帰る，他の国へ行く，という選択肢が出てくるため，妻側はこの不安定状態をストレスと感じる場合も多い。

　夫が日本語を解さない場合は，仕事や医療，生活面でかなりの不満や不安を抱えており，それが妻に影響している場合もある。夫が，本国の家族に生活費を送金している場合もある。イスラム圏の場合は，本国にも妻がいて，妻子に送金しているという場合もあり，双方ストレスはさらに大きくなる。

　子どもが成長すると，どちらの言語の幼稚園や学校に通うかなどをめぐって夫婦の意見が対立することがある。母親が日本語しか解さず，子どもは日本語以外の言語の幼稚園や学校に通う場合など，コミュニケーションに問題が生じることもある。

V　仕事・経済の問題

　仕事のある母親の場合，育児と仕事の両立にはさまざまな課題がある。保育園探し，保育園送迎など育児環境の確保が大きな問題となることが少なくない。職場でも，子育て中の女性が少ない職場では，出産前と同じくらい残業が多いことが負担になったり，あるいは逆に，勤務時間の短縮はできても人より早く帰宅することに職場の人の理解がないなど，さまざまな問題がある。出産を機に，不本意な部署への異動を命じられるなども頻繁に見られる。

　シングルマザーだったり，夫に収入が少ない場合，出産を機に母親の収入が下がることは，精神的にも大きな負担となる。この状況で，母親が抑うつ的となって，職場での機能が低下すれば，ますます経済的に厳しい状況となる。母親が孤立しないよう，育児グループその他の支援の方法を紹介し，ま

た一方で，抑うつ的ならば治療を紹介するなど，継続的な支援が必要である。

VI　母親の疾患，母親のその他の問題

　母親の精神疾患については，すでに述べたが，身体疾患があって通院を要するのに，抑うつ的で通院が難しくなっていたり，乳児を連れて受診するのが難しい場合など，治療継続が難しくなっていることがある。自治体での託児サービスを紹介するなど，支援が必要である。妊娠前から持続する身体疾患のときは，受診先が決まっているだろうが，腱鞘炎，腰痛など産後に始まった身体症状については，受診先探しがうまく見つからない場合もあるので，適宜支援する。

　母親には，その他の問題が見られることがある。「コミュニケーションが難しいお母さん」と関連職種に表現される母親は多い。この背景には，軽い発達障害や知的な障害が見られる場合もある。あるいは　もともと人づきあいが悪かったり，疑心暗鬼になりやすい性格によって，コミュニケーションが難しいこともある。

　これらは，医療機関を受診しても，短期間で問題を解決することは難しい。むしろ，これらの問題に合わせた育児方法を考えていく必要がある。コミュニケーションの難しさがあるときは，担当者が一定している方が，話が進めやすい。支援の中心となる人がまとまった期間，継続的に関われるよう配慮する。

VII　ドメスティック・バイオレンス（DV），虐待，夫（父親）の疾患，夫のその他の問題

　産後のメンタルヘルスの相談で，頻繁に出てくるのは，夫，パートナーの問題である。「子育て」に関する相談室であるが，相談内容の主要なテーマは「夫との関係」というケースが半分以上である。夫との関係の難しさがまったく話題にならないケースの方が珍しい。

　相談ケースの内容はさまざまである。ドメスティック・バイオレンス（DV）の問題の場合もあるし，その他の精神病理の場合もある。暴力が子どもに及ぶ場合もある。妻よりも夫の方の病理が重い場合も多く，夫が治療に行くべきだと妻が主張する場合も多いが，夫が治療を受け入れるには，いくつものハードルがあり，まず妻が相談を始める方がよい場合も多い。妻の出産には関係なく，夫が長年うつ状態である場合もあるが，ストレス耐性が低い場合，妻の出産が大きなストレスとなり，産後，精神状態が悪化することもある。そしてこれがまた，妻側の精神状態に影響する。

　表1の「夫のその他の問題」は，DV のカテゴリーには入らない経済的問題，性格の問題などである。

1．精神病理

　妻の出産前から仕事上のストレスなどを契機に夫がうつ病を発症している場合もある。将来への不安や，夫が休養中に子どもが泣かないよう気を遣うなど，妻側のストレスも複雑となる。

　産後の父親に見られる精神病理にはさまざまなものがあるが[1, 6]出産後に問題になりやすいのは次のような状態である。

1）うつ病

　産後の父親にうつ状態が多いかどうかについては諸説ある。妻が産後のうつ病に陥った場合に夫もうつになる率が高いという報告もある。夫婦両方がうつ病，うつ状態に陥ると，育児に影響がある。

2）うつ状態その他

　不眠や生活スタイルに対する夫側の反応性の病態として，不眠，不安，うつ状態などが見られることがあるが，多くは一過性のものである。もともと非定型精神病があるケースでは，妻の出産後に急激に症状が悪化することがある。一見，心因性，反応性の軽い症状悪化のパターンのように見えるが，かなり症状が重い場合があるので，精神科受診が必要である。

3）妄想性の反応

　夫の中には，妻が妊娠した際に，それが自分の子どもであるという確信が

もてず，妻が浮気をしたという考えが嫉妬妄想の域に達することもある。

4）パーソナリティ症，特に自己愛性パーソナリティ症

　パーソナリティ症にはさまざまなものがあるが，一番問題となるのは，自己愛性パーソナリティ症である。DV の背景にも自己愛の問題があることが非常に多い。

　自己愛性パーソナリティ症の影響にはさまざまなものがある。妻の精神状態に影響があるものとしては，まず仕事関連の問題がある。自己愛が強い場合，「自分はこんな仕事をして人生を終える人間ではない」「自分の偉大さをわからない周囲が悪い」という気持ちが強く，仕事を転々とすることが多い。転々とするたびに，経済的条件も悪くなる場合が多く，転居も伴えば，生活上の負担は非常に大きくなる。「自分には芸術，芸能，文芸などに素晴らしい才能があって，会社勤めなどのつまらないことはできない」という考えがあり，定職に就いていない場合も珍しくない。このため妊娠までは，主に妻が生活費の稼ぎ手であることも多く，出産によって退職したり，仕事を減らさざるを得なくなり，大きなストレスになりやすい。

　夫が仕事をしていても，妊娠前から，生活費を入れない，めったに帰宅しないといった問題がある場合は，夫婦間葛藤が非常に大きい状態で出産育児をすることになる。一方，妻との接点が多い夫の場合，攻撃性や支配性が発揮され，心理的虐待といわれる状況になることが珍しくない。「夫の言うことに100％賛同しないと怒鳴り散らす」などが典型例であるが，一方的な攻撃だけでなく，「俺のことを馬鹿にしているのだろう」「お前のせいで俺はうまくいかない」という，妻側を加害者とし，自分を被害者にした攻撃が多いため，妻側も直截的な反論はしにくくなってしまうことが多い。出産後は，妻の関心が子どもに向くため，このような自己愛の問題をもった夫は，「自分のことを無視している」「子どものことにかまけて，自分のことを二の次にしている」と思いやすく，攻撃性が高まりやすいので特に注意が必要である。

　自己愛の問題をもつ夫の場合，妻が，実家や友人と交際して夫のことを話題にすることを恐れたり，人を家に呼んだりするのを嫌う場合が多く，妻は

孤立しがちである。孤立した中で,「お前が悪い」「お前のせいだ」と言われ続け,妻の方も「私がもう少し頭がよければ……」「私がもう少し家事ができれば……」と自責的になる時期が続くことが多い。

　会社などの組織に所属している夫の場合,外ではあまり攻撃性を見せないことが多い。密室で妻に見せているような攻撃性は,かなり注意深く隠し,「いい人」で通っている場合が多い。妻もそのことを知っているため,「こんなことを話しても誰にも理解されない」と思って,相談が遅れることが少なくない。

　このような心理的虐待は,身体的虐待を伴う場合もあれば,伴わない場合もある。伴う場合は,明らかな DV として,シェルター,女性相談などに相談するというアクションがとりやすいが,心理的虐待にとどまる場合は,妻側も,問題を問題として認識するのにかなりの時間がかかる。もちろん,身体的虐待の場合も,妻と子どもだけで逃げるには,生活をすっかり変える覚悟がいるので,簡単ではない。あまり決心ができていない場合は,どこに逃げたかがすぐわかる逃げ方となり,夫が探し出すことができ,さらにひどい暴力になる場合もある。妻側がうつ状態のために,「逃げる」「生活を変える」決心ができない場合もあるし,就労経験や一人暮らしの経験がなく,逃げた後の生活が成り立たないことが本人もわかっている場合もある。

（1）対応のポイント

　もし本人や子どもに明らかな暴力が見られたら,安全な場所に逃げる方法を伝える必要がある。保健センターなどに相談していることを夫に勘づかれ,外出を禁止される場合もあるので,安全な連絡方法を考えておく。携帯電話や住所録などを夫に取り上げられる場合もあるので,電話番号を暗記している親族や信頼できる友人に,保健センターやシェルターなどの連絡先の保管を頼み,危機的状況のときは教えてもらえるなど,相談することで暴力が悪化してしまわないよう気をつけながら,適切に指示する必要がある。夫にアルコール乱用などが見られることも多いが,このような自己愛の問題は,アルコール問題の基盤としてもしばしば観察される,大きな問題である。

　身体的暴力がなく,言語的暴力や心理的暴力にとどまる場合の支援として

は，まず第1段階は，母親の方の自責感や無力感を軽くすることである。これは，いわゆる「マインドコントロール」を解くプロセスに似ており，自分の状況が客観的に見えるまでは，かなり時間を要する。同じような体験をしている人の話を聞くなどがよい方法である。ただし，「お前が悪い」という呪縛は解けても，それまでに払った物心両面の犠牲を思って，抑うつ感が深まることもあるので注意が必要である。

　アルコール乱用者（夫）の妻が強い自己犠牲を払うことで，アルコール症が続く要因になってしまうというメカニズムはよく知られている。いわゆる依存症を助長してしまう「イネーブラー」である。DVの場合も，自己愛的で身体的，心理的虐待をする夫の虐待行為が長く続くのは，妻側の性格の問題も一因という考え方もある。もともと自己肯定感が低く，支配的な夫の命令を聞いたり世話をしたりすることで，自己を保っている場合である。妻側にこのような課題があるケースでも，夫の支配から「逃げる」方が良いことはわかっていることも少なくないのだが，この実現にはかなりの支援が必要となる。夫婦によっては，妻の方も自己愛性パーソナリティ症である場合もある。双方が自己愛性パーソナリティ症の場合は，けんかや暴力がかなり激しくなる場合が多い。妻の方も，子どもの世話や安全を守る余裕がない場合が多いので，子どもの安全を確保するよう注意する。

　（2）夫を治療しなければ状況は解決しないのか？

　「産後のうつ」で母親の方がスクリーニングされても，夫の問題の方が大きいときはどうしたらよいだろうか。

　夫にうつ病などがあり，精神科治療が必要と思われる場合は，治療を勧めた方がよい。この場合は本人も自覚があるので，受診する場合もあるが，抵抗を示す場合もある。パーソナリティ症の場合，妻から，「夫にはカウンセリングへ行ってほしい」という声も聞かれるが，夫が自分の態度を反省してカウンセリングに行くのはすぐには難しい場合が多い。この場合，「自分がカウンセリングに行っても意味がない」「自分がカウンセリングを受けるのは納得できない」という妻もいる。しかし，妻も孤立して健康な人との接点を失っているために，夫の発言が精神状態に大きな影響を及ぼしている場合

も多い。まずは妻にカウンセリングへ通ってもらい，自責感や自己嫌悪感を和らげるのもよい方法である。カウンセリング以外にも，健康な人付き合いをする可能性がどこかにないか，模索する。そして，健診や子育てグループや離乳食指導などの保健センターの行事にできるだけ声をかけ，話を聞くようにする。

（3）夫に面接するかどうか

妻側から，夫について相談を受けるケースで，「夫婦で相談したい」と妻から希望が出るケースもある。暴力等があまり激しくなく，関係が修正できそうな場合は，夫婦同席で話を聞き，今後の相談を行う。夫側から「自分にも問題があるが，妻の暴言もひどい。叩かれることもある」という話が出て，支援者側のイメージが修正される場合もある。それでも面接が決裂せずに話が続けられ，次の予約がとれる場合は，解決する可能性が広がる。その場合，次の予約までに，暴言や暴力が増えないよう，やっていいこと，やってはいけないことをしっかり約束して，面接を終える。

従来の精神医学的面接のトレーニングからいうと，親子関係，夫婦関係などは，一方の言い分だけを聞かず，双方の話を中立的に聞いて，「どこに問題があるか」「どこに問題解決の糸口があるか」を探っていくのが，教科書的な方法であった。

しかし近年は，個人情報に関する意識が高くなり，当事者の治療者に，当事者が望まない家族が話をすることは，全般的に難しくなっている。特に，DVの深刻な例は，母親側の支援者として支援関係をもっている場合は，夫側との接触にはかなり気をつける必要がある。保健センターに相談に行ったことを夫が知っただけで，暴力が悪化する場合もあるからである。母親の相談者，母子関係の支援者という立場でスタートした関係である以上，母親を支援する関係をもっていることが母親の不利益にならないよう細心の注意を払う必要がある。

夫に問題がありそうな場合の確認事項を**表3**に示した。暴力がなくても，夫婦関係に問題がありそうな場合は，表の後半にあるように，「相談に来ることを夫に話したか」「こんなアドバイスを受けたということを話せるか」

表3　夫に問題がある場合の確認事項

＊夫から身体的暴力があるか。

＊夫から心理的・言語的暴力があるか。

＊生活費を渡さないなど経済的問題を起こしているか。

＊夫には精神医学的問題がありそうか。

＊夫は精神科治療，カウンセリングを受けているか。

＊夫は，妻の精神的不調に気づいているか。

＊夫に，今日相談することを話したか。

＊夫は，妻が相談したり治療を受けることに賛成か。

＊今日専門家からこのようなアドバイスを受けた，ということを夫に話せるか。

＊こちらから自宅に電話をした場合，夫に聞かれずに話ができるか。

＊家庭訪問をしてもよいか。

などを確認するとその後の支援につながりやすい。

　夫でなく，妻の方に治療を勧める場合も，夫が治療に反対するから受診できないというケースも珍しくない。この場合，「自分から自分がうつだとか，治療が必要とかうまく説明できない。先生が，夫にも説明するから来てほしいと言っていたと言えば来ると思う。何とか連れてくるので，先生から説明してもらえませんか」という展開もある。この場合，実際に夫が妻と一緒に相談に来る場合もあるので，夫にも納得できるよう，状況説明を適宜する。

　虐待，暴力などの問題は，「本当の客観的な事実」というのはなかなか見えにくい。支援者側のジェンダーにより，相談者の話す内容が変わることもあるだろう。母親側，母子側を守るためには，時に夫とは敵対する立場をとらなくてはいけないというのは，客観性，中立性，不偏性を保つというトレーニングを受けた立場としては，ややとまどう場面もある。この難しさは，例えば，親が子どもを虐待しているケースの支援でも見られることで，子どもの支援者の立場であれば，子どもを守り親とは敵対する覚悟でなければ支援が全うできない。中立的では支援にならない状況での専門家の役割，中立的であった方が支援的である状況との違いなどはもっと議論されてもよいと思われる。

5）発達障害

夫に，完全に診断基準を満たすレベルではなくても，自閉スペクトラム症（アスペルガー症候群）など，発達障害の傾向がある場合，妻はかなりのストレスを感じることが多い。このような夫は，共感性に乏しく，「疲れて死にそう」など，必ずしも事実を伝えることを意図しない表現も字義通りにとらえるため，妻は，話をして気分を発散することができにくい。生活上さまざまな決まりごとを作っている夫の場合は，乳児がいる生活では思ったような生活ができず，夫の方が不調がたまることもある。

パーソナリティ症の場合にも重なるが，この病理を急に変えることは難しい。夫と生活を続ける意志がある場合は，夫への対応をよく考え，夫がパニックに陥らない方法を工夫した方が，結果的には妻のメンタルヘルスはよいことが多い。

夫の問題として典型的な自己愛の例を示す。

症例 4　　自己愛的夫とそれに伴う妻の不調の例

20代女性，夫，3歳の第1子（女児），5カ月の第2子（男児）との4人暮らし

〈経過〉

生来健康。地方の小都市にて育ち，短大卒業後，販売の仕事をしていた。友人の紹介で夫と結婚。夫は音楽活動をしながら，アルバイトを転々としていた。結婚直後から支配的な言動が目立ち，本人に自由に実家に行かせない面があった。第1子を出産後，子どもが泣いていると「自分が家にいるのに子どもを泣かせて放っておくのか」と物を投げるなど怒りっぽくなった。しばらく実家に戻った時期もあるが，その間，他の女性と付き合っている形跡があった。その後は，家にいるようにしたが，夫が生活費を入れないため，実家の支援を受けることが多かった。その後，夫の音楽活動のため，地方の大都市に転居。音楽活動のために出費が多くなり，本人がパートに出るようになったが，体調を崩し，子どもは実家に預けて入院。その間にまた他の女性と付き合っている様子であった。夫は東京でないと自分の音楽は認められないと主張し，東京

に転居。出産直前に転居したため，周囲の町の様子を知る時間もなかった。産後，支援してくれる人もなく，体調が悪い状態が続いた。乳児健診の日も自分の体調が悪いため受診せず。その後保健師から連絡があり，家庭訪問を受けて，相談に結びついた。

　家庭訪問の際 EPDS を記入してもらったところ，12点であった。疲労感が強かったが，最低限の睡眠，食事はとれており，家事，子どもの世話は一通りできていた。知らない土地で，健診，第1子の幼稚園探しなど，外に出ていくことにかなりのストレスを感じていることが明らかになった。いきなり精神科受診を勧めることはせず，第1段階としては，何度か地区担当保健師が家庭訪問をし，その後，保健センターに来てもらい話を聞くようにした。近隣の買い物の場所，小児科など少しずつ自分でも探索できるようになった。夫には，子どもの発育相談のために保健センターに通っていると説明し，納得してもらった。第1子の幼稚園も見つかり，他の母親との会話などが増え，本人の疲労感も軽減の傾向にあった。この間，夫は仕事を探さず音楽活動だけをしており，経済的には全面的に妻の実家の支援を受けていた。夫との関係については，本人が夫と話し合ったり，自分がカウンセリングを受けることを望まず，経済的に実家の支援が続く限りは，「そっとしておく」ことを選択した。本人には，保健センターでの育児講演会など，機会があるたびに来所を促し，児童館等で他の親子と交流することを勧めた。加えて，カウンセリングセンターの場所と初診の方法も伝え，自分で決心ができたらいつでも受診すること，困ったらいつでも相談するよう伝えた。1歳半健診でまた様子を聞く予定である。

　〈解説〉
　妻の精神科診断としては，持続性抑うつ症あるいは適応反応症の範疇で，緊急に集中的な精神科治療が必要というわけではない。夫には直接面接をしていないが，自己愛性パーソナリティ症の可能性が高い。夫との関係の解決が重要であるが，妻は，現状ではこれ以上の支援は望んでいなかった。夫は激昂したときに妻に物を投げることが稀にあったが，それ以上の暴力や子どもへの暴力はなかった。地区担当保健師との関係はきちんとできたため，本人からの SOS はキャッチできるものと思わ

れた。

　本人の問題の根本解決にはなっていないが，現実的にはこのように，関係を作っておいて様子を見るという対応をとる場合も多い。このような場合，定期的にこちらから様子を聞く方がよい場合もあるし，むしろ本人から連絡をすることを促し，支援を求める行動を練習する方がよい場合もある。様子を見る期間に，支援者側の担当者が変わるような場合もあるので，そこで連絡が途絶えないよう引き継ぎが必要である。

DSM-5-TR 現在症：持続性抑うつ症
DSM-5-TR 生涯診断（既往歴）：なし

VIII　離婚・夫婦関係悪化・母子家庭

　夫との関係の悪化については，前項で述べた通りである。なかには，妊娠したために入籍したが，やはり長く一緒に生活できる関係ではない，と短期で離婚に至るケースもある。母子家庭の場合，仕事を見つけて自立できるか，仕事はあるが子どもが病気などのとき，支援を誰に頼むかなど，さまざまな問題をクリアする必要がある。いったん周囲の支援者とのよいネットワークができあがれば，比較的安定して子育てできる場合も多い。なかには，夫との離婚調停が長引き，かなりの精神的負担になる場合がある。子どもの面接権をめぐって合意に至らないケースも多く，子どもが連れ去られないか，父親やその家族と面会して，影響を受けすぎないかと心配しているケースも多い。子どもには負担の大きい状況なので，母親のメンタルヘルスとともに，子どものメンタルヘルスにも気をつける。

IX　その他の家族問題

　出産は，家族関係に変化を起こす。出産前より，実親，義理の親との接点が増え，これに伴うストレスが生じやすい。なかには，出産により親世代と

同居を始める場合もあり，大きな生活の変化となる。出産を機に，夫が家業を継ぐよう言われて生活が激変する場合もある。

　出産後は，親世代が予告なく訪問したり，長く滞在するなど，家族間の境界線（バウンダリー）が妊娠前よりあいまいになりやすい。母親と夫，また親世代のバウンダリー感覚を確認しておくと支援に役に立つ。バウンダリー感覚の違いや，プライバシー感覚の違い，子育てに関する意見の違いは，義理の親との間の方が生じやすいが，実親との間で生じることも珍しくない。実母に育児の仕方を叱責され，「子どものころから何をやってもダメだが子育てもダメ」と言われて，自信を失っているケースなども珍しくない。これらの葛藤の結果として抑うつ症状が見られることが多いが，なかには，「母の姿を見ると胸がドキドキして苦しくなるので避けている」といった恐怖症的な症状もある。

X　近親者の死

　近親者の死は，産後以外の時期の抑うつ症状のきっかけとしてはよく知られている。子育てや家族関係には特に大きな問題なく，妊娠も順調に経過した人が，出産後，実母が死亡して急に抑うつ的になるケースがある。祖父母の死という場合もあれば，死亡でなくても，実父ががんでターミナルな状態である場合もある。ほかに大きなストレスを抱えていない場合は，産後以外の時期のうつ病と同じく，もとの状態へ順調に回復することが多いが，死亡した人との関係が葛藤的だったときは「喪の仕事」は長引きやすい。

　産後は，育児の負担が重なり，時間がかかる。子どもの方になかなか気持ちが向かない状態が続いてしまうこともある。出産後の支援をあてにしていた母親が亡くなった場合は，仕事等の計画の変更が必要となり，さらに負担感が増えやすい。

XI　育児支援の少なさ

　出産直後の女性に対する支援の手が足りないというのは，大きな問題である。日本では，伝統的に，「里帰り出産」という慣習がある。近年は，親世代が住む家も手狭であったり，親も働いているなど，里帰りしない人も増えている。

　筆者らが「親と子の相談室」を始めた当初は，里帰りする人は3割程度であった。里帰りしなかった人々の中で，産後1カ月間に十分支援がなかった人のEPDS総得点は平均7.8点であり，里帰りしなかったが支援があった人の平均3.3点より有意に高かった。「里帰りすればよい，しないから孤立している」というわけではなく，支援が十分に行き届いているかどうかが重要である。

　新生児訪問，乳児健診等を受けると，徐々に地域の支援ネットワークの様子がわかってくるが，出産直後はなかなかわかりにくい。困ったときの相談先などを，母子手帳の配布時，保健センターで行われる妊娠中の母親学級等を通じて知らせる必要があるだろう。

　表1に示したデータと同じ地域の調査で，乳児健診の段階で「子育てに関して相談する人がいるか，いる場合は誰に相談するか」という質問を行った。この質問について，相談する人がいない人は，EPDS総得点の平均値が11点であり，これだけで高値であった。相談相手としては，乳児健診（3〜4カ月健診）の段階では，全体の42%が実家の母親，25%が夫であった。1歳半健診のときは，まず相談する人としては「夫」が多く，「実家」という人の約4倍見られた。乳児健診の段階では，母乳の与え方，産後の体調など夫に聞いても答えにくいテーマが多いため，実家に相談している人が多いが，その後は，子育ての相談を夫が受け止める構造になっている。これは，核家族化を反映した結果といえるが，妻以上に子育て経験がある夫は少数のはずである。したがって，「相談」の内容は，先達の知恵を聞く，という類ではなく，「一緒に考えて選択する」「悩みを聞いてもらう」ものが多いことが推測される。1歳半健診の段階では，相談先として，夫，実家に続くのは友人だ

が，割合としてはかなり低い。これが一般的な傾向だとすると，夫に悩みを聞いてもらえず，実家ともあまり相談関係にない場合はかなり孤立しやすいといえるだろう。

　また，夫が協力的か非協力的かについての質問では，夫が非協力的と考える母親たちのEPDS総得点は7.0点，協力的と考える母親たちの総得点は2.6点と有意の差が見られた。「非協力的」の場合，「子どもに興味はあるが多忙のため」という理由が多かった。夫が多忙すぎることを妻も心配していることが多く，必ずしも夫に対する否定的な意見ばかりではなかったが，現実的に協力ができていないとEPDS得点は高くなっていた。乳児を育てている世代の夫は，仕事がある場合はかなり長時間労働をしている。個人の努力では，改善しにくいが，協力が期待されているとわかれば，努力できる場合もある。両親学級などで啓発していく必要があるだろう。

XII　最近の転入

　妊娠，出産を機に転居をする人は多いが，「引っ越しうつ病」という概念があるように，「転居」というのは大きなライフイベントである。

　出産，転居という2つだけでも大きな生活状況の変化があるが，転居により，親との同居など他の変化が起きる場合もある。転勤などで知らない土地に行く場合もあり，かなりの不安を引き起こしやすい。

　産後EPDSが高い対象の中で，転入してきたばかりというケースには，地域の小児科医院についての情報，児童館など子育て情報が得られる場所，育児グループなどを伝えるだけでだいぶ落ち着く場合も多い。なかには，夫が自己愛性パーソナリティ症（第3章 p.94）で，「素晴らしい自分の才能を花開かせられる場所」を求めて転居を繰り返す場合がある。この場合は，転居のたびに，経済面も含めて生活は1からやり直すという状況が多く，妻の方のストレスは大きい。

　新規転入例は，以前の病歴等がわかりにくいという面がある。近年は，おおむねどの自治体でも，子育て支援には力を入れている。以前の居住地では，

どういった支援を受けていたかを確認しながら，現在の居住地では，どのような支援が必要な対象かを検討する。本人の了解がとれれば，以前の支援者の話を聞くことも可能である。

XIII　その他の因子

　表1の「その他」に含まれるのは，種々のライフイベントや近隣トラブルなどである。

　同じ地域の乳児検診時の別の調査では，「出産により将来の計画に大きな変更があった」と答えた人が，全体の約1割いたが，これらの人々のEPDSの平均値は，大きな計画変更がなかった人の平均値より有意に高かった。大きな計画変更があった人は，望まない妊娠である場合も多いが，必ずしも全員がそうではない。妊娠は歓迎していても，現実に，将来の計画の変更を余儀なくされれば，メンタルヘルスが不調になる場合もあることが示唆される。

　ライフイベント以外に，不調との関連について，よく質問を受ける項目について，若干触れておく。

1．年　齢

　「高齢出産の母親は，産後の不調をきたしやすいのではないか？」という質問をよく受けるが，乳児健診の範囲では，必ずしもそうとは言えない。なかには，若いうちに仕事，趣味，旅行などやりたいことはすべてやりきったので，後は子育てを楽しみたいという第2の人生の楽しみ的に育児をしようする人も見られる。経過とともに，不調が増える可能性はあるが，乳児健診，1歳児半健診の範囲では，大きな問題は見られないことも多い。

　逆に10代など若年母の場合は，経済的問題，人生設計の変更等に加え，夫（パートナー）との関係も不安定であり，精神的に不調になりやすい。「極端に若年の母」などはさまざまな生活上の難しさの因子が付随してくるので，年齢だけの影響を論じるのは難しい。

２．子育てイメージ

　近年は，少子化，かつ核家族化のため，妊娠前の生活で，身近に乳児に接した記憶がない母親が多い。妊婦雑誌，育児雑誌などは各種出版されているが，文字情報を読んでも，育児の雰囲気はわかりにくい。

　「赤ちゃんの世話は，予想以上に大変ですか？」という質問に対し，「予想以上に大変」と答えた人は，EPDSの得点が高かった。抑うつ的だから世話が大変という要素もあるだろうが，世話に対するイメージがなく，ストレスが高まるということもあり得るだろう。育児に現実的なイメージをもってもらうことは大事である。出産前の母親学級，両親学級などで，産後半年の生活，１年の生活など，少し先を行く母親，両親の話を聞く機会を設けるのはよい方法だと思われる。

XIV　不調とボンディング

　以上，産後の不調に影響する諸因子について述べてきたが，産後の不調の後に見られ得る現象として，近年は，産後の母親が子どもに対する愛着やボンディングにも関心が集まっている。

　「赤ちゃんへの気持ち質問票」が広く用いられるようになっているが，その背景の概念である「ボンディング障害」をひとつの臨床診断とすべきという考え方もある。

　赤ちゃんへの気持ち質問票から，ボンディングに問題があることが推測される場合，その背景には，産後のうつ状態などの不調がある場合もあり，むしろ妊娠前から長く続くパーソナリティの問題や夫婦関係などが大きく影響している場合もある。メンタルヘルスに不調がある場合は，産後うつに加えて，他にも併存症が見られる場合も多い。まず，精神状態の評価を行って，うつ状態などがあればその改善から取り組むのがよいだろう。本人がもっている対人関係の課題は可能であれば，精神療法的な支援を行うのが望ましい。

　「赤ちゃんへの気持ち質問票」の得点は変動するものだが，持続的に高得点の場合は，ネグレクト等の可能性も高くなるので，注意して経過を見るこ

とが必要である。

コラム6 「子どもがかわいくない」の背景

　「わが子がかわいくない」のはあり得ないと思う人も多いだろう。しかし，周産期のアタッチメント研究が盛んなことからもわかるように，親となった人が皆，子どもをかわいいと思うとは限らない。

　「かわいくない」の背景には，元々子どもは苦手とか，「母性」に抵抗があるという場合がある。それでも出産した背景には，子どもについてパートナーと話し合いができていなかったという場合も多い。このような事例では，子育てだけでなく，自分の気持ちを自分で把握して人に伝えることについての支援も必要である。子どもは欲しくなかったという意識が強いと，育児に投げやりになる場合もあり，ここにうつ状態などが重なれば，虐待も起き得る。「胎児に侵食される気がする」など妊娠中から子どもに対するイメージが極めて悪い場合は，出産後は特に丁寧に経過を見る必要がある。一方で，元々子どもを望んでいなかった事例でも，産まれてみれば，何とかやっていこうと思える場合もある。

　もう一つのパターンとして，子どもは欲しいと思っていたが，出産後にうつ状態に陥ったり，子どもに障害や病気が発見され，その対応で消耗してかわいいと思う余裕がないという場合もある。抑うつや不眠など，薬物療法などで改善できる病状ならば，まずこれらの治療を行って，子どもへの気持ちが変化するかどうかを確認する必要がある。その上で，心理的な支援も行っていくと良いだろう。

　一方で，親に自己愛性パーソナリティ症傾向があるような場合，乳児期は自分の「思い通り」でストレスは少なく，「かわいい」写真を SNS に盛んに投稿したりする人も多い。しかし，子どもの発達につれて，コントロール不能なことが増え，子に対する攻撃性が見られる場合もある。

　支援者は，「かわいいと思うべき」と決めつけず，本人の率直な意見や背景を知って対応を考えることが必要である。

XV　まとめ

　表 1 に示したように，乳児健診の時点での該当者が多い項目と，1 歳半健診時の該当者が多い項目とがある。乳児健診時の該当が多いのは，妊娠分娩をめぐる問題，母親の精神疾患の既往，ドメスティック・バイオレンス，夫の精神疾患，その他の家族問題，育児支援の少なさなどである。

　一方，1 歳半健診時の該当者が多いのは，子どもの問題，仕事・経済の問題，母親の内科疾患，夫のその他の問題，近親者の死，最近の転入などであった。乳児健診時の母親の精神疾患の既往，夫のその他の問題，近親者の死を経験した人は，それ以外の人より，単独で解析してみた場合，EPDS は有意に高値を示した。

　乳児健診，1 歳半健診と，時期によって該当者が異なる項目があるのは興味深い現象である。これらは，保健師との面談で中心的な話題となったものから保健師が選んだもので，チェックリスト的に該当の有無を確認したものではない。このため，該当しても話の中で話題にならなければ，数字に含まれていない可能性はある。したがって，DV などが乳児期に実際に多いのか，乳児期には DV の被害が耐えがたく感じられるのか，この結果だけではわからない。しかし，夫やその他家族関係の問題は，乳児健診期に大きな問題になるという点には気をつけ，必要な支援ができるようにしなくてはならない。1 歳半の時期になると，母親の仕事復帰の問題や子どもの発達上の問題などがストレスになる割合が高い。区役所での保育園入園相談，発達相談など，母親が相談行動を起こさなくてはならない場面も多い。この第一歩が踏み出せるよう適切に支援する。

　このように，その時期のストレスの特性をよく把握しながら，支援していくことが重要である。

文　献

1 ）Ballard CG, Davis R, Cullen PC et al：Prevalence of postnatal psychiatric morbidi-

ty in mothers and fathers. British Journal of Psychiatry, 164: 782-788, 1994.

2）法務省ホームページ：国籍（出身地）別在留資格（在留目的）別外国人登録者（2009年分表番号09-99-01）http://www.e-stat.go.jp/SG1/estat/List.do?lid=000001065021

3）Kitamura T, Yoshida K, Okano T et al：Multicentre prospective study of perinatal depression in Japan: Incidence and correlates. Archives of Women's Mental Health, 9: 1212-130, 2006.

4）Kumar RC：'Anybody's child' severe disorders of mother-to infant bonding The British Journal of Psychiatry, 171: 175-181, 1997.

5）松井梨枝子，尾石武美，加藤聡子他：乳児健診における EPDS 高得点者の特徴と子育て支援―新宿区西新宿保健センターにおいて．In 福内恵子，神楽岡澄，西園マーハ文他編：保健センターにおける妊産婦のメンタルヘルス支援と子どもの虐待予防活動―「親と子の相談室」10年間の活動報告．pp. 75-76，新宿区健康部，2010.（松井梨枝子他．平成20年東京都福祉保健局学会，pp.55-56に基づく）

6）Matthey S, Barnett B, Ungerer J et al：Paternal and maternal depressed mood during transition to parenthood. Journal of Affective disorders, 60: 75-85, 2000.

7）西園マーハ文：治療的コンサルテーションについて．精神分析研究，34: 95-104，1990.（原文　Serge Lobovici：A propos des consultations therapeutiques. J psychanalyse de l'enfant, 1: 135-152, 1986.）

8）While AE：The incidence of unplanned and unwanted pregnancies among live births from health visitor records. Child Care Health Development, 16: 219-226, 1990.

9）Yoshida K, Yamashita H, Conroy S, et. Al.：A Japanese version of Mother-to-Infant Bonding Scale: factor structure,longitudinal　changes and links with maternal mood druing the　early potnatal period in Japanese mothers Arcives of Women's Mental Health, 15(5): 343-352, 2012.

10）吉田敬子編著：周産期メンタルヘルスにおけるボンディング障害．金剛出版，2022.

第5章　エジンバラ産後うつ病質問票（EPDS）を用いた産後メンタルヘルス支援の実践

エジンバラ産後うつ病質問票（EPDS）を導入したいという自治体で，保健師，助産師の方々に講義をする際，しばしば聞かれる質問を挙げてみる。

　＊新生児訪問に行くときに，EPDSをつけていただき，それを見ながらお話をうかがうんですが，話がなかなか終われないお母さんがいます。ずっと聞いていた方がいいんでしょうか。私は委託の助産師なので，次にお話をお聞きするのは保健センターの保健師さんだと思いますし，また同じことをお話しいただくのも……とも思ってしまうのですが。

　＊質問10の「自分を傷つけたい」に○がついているとちょっと焦ってしまいます。せっかく○がついているので，話したいのかな，とも思うのですが。

　＊EPDSとかアンケート用紙とか回収した後の面接はどのようにするのですか。どこから話を始めてよいのかわかりません。やはり質問1からもう一度詳しく確認するように聞くのでしょうか。

　＊「あの質問紙で私はどうでしたか」と聞かれたお母さんの得点を確認したら7点でした。「問題ないです」と言ってよいですか。

　＊近隣にある精神科は，統合失調症専門という感じです。一度依頼したことがあるのですが，母子関係とか精神分析は専門じゃないと言われました。

EPDSは簡単な質問票であり，回答も採点も容易である。しかし，これを活用するには，さまざまな知識が必要になる。EPDSというのは，ひとつの

道具にすぎないので，道具の特徴をよく知り，この道具でできないことは，他の方法で補っていかなくてはならない。EPDS を使うメリットのひとつは，共通の道具を使うことにより，健診から治療の勧め，それから最終的支援へ多職種のリレーに共通言語ができることがある。

この章では，EPDS という道具の使い方，この共通の道具を使った，統一感のある支援方法の構築について考えてみたい。

この章は，保健師，助産師の方々に向けた書き方になっているが，治療機関で診療する医師や臨床心理士の方々にも，どのような経緯でメンタルヘルスの問題が発見されるのか，知っていただければと思う。当事者がどのようなプロセスをたどって治療に来たかを知れば，治療関係が作りやすいはずである。

Ⅰ　さまざまなセッティングにおける EPDS の使い方

1．新生児訪問

新生児訪問が行われる機会が増えたが，この際に EPDS を使用する場合も多い。家庭訪問時に使用するので，単に用紙を回収するのではなく，質問項目に対して質問が出ることもあるだろう。

EPDS の質問項目は**表1**に示す通りである[1, 12]。EPDS は，試験ではないので，母親が答える間，黙って見守らなくてはいけないことはない。質問の意味がわからず，母親が困っていたら，説明を加えてもかまわない。

質問の理解が非常に難しそうだったら，ひとつひとつ一緒に考えるスタイルでもよい。日本語が読めないが会話はできる母親の場合（第4章Ⅳ），読み上げれば答えられることもある。

記入が終わったとき，記入内容と，支援者による見た感じの印象が非常に違っていれば，例えば，「このアンケートでは何も得点がついていませんが，ずいぶんお疲れのように見えます」と話題にして話し合い，そのときの印象も含め記録しておく。

新生児訪問時に気をつけるべきテーマを**表2**に示した。家庭訪問では，

表1　エジンバラ産後うつ病質問票（文献13より）

ご出産おめでとうございます。ご出産から今までの間どのようにお感じになったかを
お知らせください。今日だけでなく，過去 7 日間にあなたが感じられたことに最も近
い答えにアンダーラインを引いてください。必ず10項目に答えてください。

例）私は幸せである。…　　　・たいていそうです。

　　　　　　　　　　　　　・いつもそうではない。

　　　　　　　　　　　　　・まったく幸せではない。

" たいていそうです " と答えた場合は過去 7 日間のことを言います。このような方法で
質問にお答えください。

［質問］

１．笑うことができるし，物事のおもしろい面もわかる。

　　（0）いつもと同様にできる。

　　（1）あまりできない。

　　（2）明らかにできない。

　　（3）まったくできない。

２．物事を楽しみにして待つことができる。

　　（0）いつもと同様にできる。

　　（1）あまりできない。

　　（2）明らかにできない。

　　（3）まったくできない。

３．物事がうまくいかない時，自分を不必要に責める。

　　（3）常に責める。

　　（2）時々責める。

　　（1）あまり責めることはない。

　　（0）まったく責めない。

４．理由もないのに不安になったり，心配する。

　　（0）まったくない。

　　（1）ほとんどない。

　　（2）時々ある。

　　（3）しょっちゅうある。

５．理由もないのに恐怖に襲われる。

　　（3）しょっちゅうある。

　　（2）時々ある。

　　（1）めったにない。

(0) まったくない。

6. **することがたくさんある時に，**

(3) ほとんど対処できない。

(2) いつものようにうまく対処できない。

(1) たいていうまく対処できる。

(0) うまく対処できる。

7. **不幸せで，眠りにくい。**

(3) ほとんどいつもそうである。

(2) 時々そうである。

(1) たまにそうでえある。

(0) まったくない。

8. **悲しくなったり，惨めになる。**

(3) ほとんどいつもある。

(2) かなりしばしばある。

(1) たまにある。

(0) まったくない。

9. **不幸せで，泣けてくる。**

(3) ほとんどいつもある。

(2) かなりしばしばある。

(1) たまにある。

(0) まったくない。

10. **自分自身を傷つけるのではないかという考えが浮かんでくる。**

(3) しばしばある。

(2) ときたまある。

(1) めったにない。

(0) まったくない。

( ) 内の数字は配点を示す。(Cox, 1987；岡野ら訳, 1996)

表2　新生児訪問での EPDS 使用時の注意

1. 話す際にプライバシーが守られているか確認。
2. 点数に対する説明を求められた時の対応を考えておく。
3. 新生児訪問後の支援の展開について説明する。
4. メンタルな問題やストレス面について話しすぎる場合の対応を考えておく。

表3　新生児訪問の時に出やすい質問

1．なぜこのアンケートが必要なんですか。
2．これでどんなことがわかるんですか。
3．私は何点ですか。
4．何点以上が異常なんですか。
5．もともとうつっぽいところがある人は高く出るんじゃないんですか。高くても「それが普通」っていう人には，やっても仕方ないんじゃないですか。
6．この質問紙の結果は他の人も見るんですか。

日々の生活環境，またその中での母親の子どもに対する態度などがよくわかり，EPDSの点数の解釈が正確にできる。しかし，一方で，表2に示したようなプライバシーの問題も生じる。在宅で仕事をしている夫や母親などが，質問紙をのぞき込んだり話に聞き入ることもあるからである。母親が率直に話できない様子であれば，後日保健センターで面接をすることを計画した方がよい。

　新生児訪問は，保健師や助産師による新生児や母親の身体的健康のチェックがまず第1の目的であり，メンタルヘルスを専門とする職種が訪問するわけではない。**表3**に示したような「このアンケートでどんなことがわかるんですか？」といった質問を，母親や家族から受けることがあるが，これらに対して，母親や家族が不信感を抱いたり，その後の対応者の説明と大きく矛盾しないよう説明をする必要がある。各保健センター等で，この点は，実際の対応について意見交換しながら，回答を練っておくとよいだろう。また，可能ならば，採点にも慣れておく方がよい。

　また，新生児訪問に行く人は，自治体から委託を受けた助産師などの職種が多く，新生児訪問のみの担当であることも多い。もし，継続的な支援が必要な場合は，地区担当保健師に連絡がある場合が多いであろう。このような流れについて説明し，母親が不審に思わないよう対応することが必要である。

　EPDSが話の糸口となって，自分の抱えるストレスについて長時間話し続ける母親もいる。「このところ，大人の誰とも話していなかったら，聞いて

もらってすっきりしました」というケースもいるが，話しても気持ちはすっきりはせず，どんどん話が過去にさかのぼったり，細かいところにこだわりすぎ，長く話すことがあまり本人のためになっていないと思われる場合もある。

　このような場合は，タイミングを見て「いろいろ解決しなくてはいけないことがありそうです。このまま育児に対して負担感や苦手感をずっと抱えているのはつらいのではないかと思います。今日，この地域担当の保健師に連絡をしておきます。一気に解決するのは難しいかもしれませんが，少しずつ解決し，楽しく育児ができるようにしていきましょう。今日たくさんお話をうかがったことを全部また一からお話しするのは大変でしょうから，概略は保健師に伝えておきますが，いかがでしょうか。新たに伝えたいことはまたお話し下さい。センターからまたお電話します」といったん話を切る。

　つまり，大変な思いをしているということはしっかり受け取ったこと，チームで連携しているので，情報はある程度共有したいと思っていることをしっかり伝えるとより不満を抱えにくい。

　医療が国営でない日本では，新生児訪問は，多くの母親にとっては，自分が選んだわけでない医療関係者が自分の生活に入ってくる最初の機会である。保健センターに安心して相談していただけるよう，慎重に対応する。

２．乳児健診

　集団検診の場合は，あらかじめ，EPDSを郵送し，ゆっくり自宅で回答いただいてから，健診当日に回収する方法がよい。EPDS以外にも，育児状況などについてのアンケート用紙も使用している場合は，同時に使用してよい。

　EPDSの採点は，慣れれば比較的短時間に行うことができる。乳児健診等健診の場で，最初にさまざまな記入済み用紙を受け取るときは，その場でEPDSを採点し，それを見ながら，その後の担当者が健診業務を進められると，問題の見落としが少ない。

　乳児健診は，従来は，１日目にツベルクリン検査を実施して，２日目にその判定とBCGを実施するという流れがあった。この流れを活用すれば，１

日目に EPDS の結果を見ながら健診し，保健師間のカンファレンス，2日目にはこれらを踏まえて，面接時に詳しく話を聞き，専門家面接を勧めることが可能である。現在は，ツベルクリン反応が必須ではなくなったため，1日制になっているところが多く，詳しい面接には，後日家庭訪問，電話，あるいは再度保健センターへの来所を促すなどが必要になることが多い。

II　EPDS を見ながら面接

　新生児訪問，乳児健診等の場の訴えとして，しばしば聞かれるものを**表4**にまとめた。第4章の表1でも，どの領域に注目すべきかは示したが，こちらは，面接の場で出てきたときに注目すべき「キーワード」「キー表現」である。これらのキーワードが出てきたからといって，すべてに精神症状が見られるというわけではないが，これらを訴える人が，何らかの精神的ストレスを感じていることは間違いない。

　第2章で述べたように，スクリーニングの後の面接は，診断を確認する機能がある。第3章に挙げた個々の精神症状の可能性がないかを確認できればよいが，EPDS の点数を見ながら第1段階の面接をする職種は，保健師，助産師など，メンタルヘルスに特化した専門家ではなく，その母親の健康全般を，生活状況の中で判断するのが得意な職種である。

　精神症状だけをチェックするような面接でなく，母親の生活状況を確認するなかで，生活，育児を困難にしている精神症状がないかどうか確認するというアプローチの方がよい。

　EPDS を見ながら面接するのは，保健センターの現場では「二次面接」とも呼ばれることもある。確認項目，特に生育歴などを重視した質問項目をあらかじめ決めてチェックするという方法がとられている場合もあるようである。しかし，母親の中には，乳児健診という，子どもの健康のために受診した乳児健診で，自分のニーズに沿わない形で精神症状や生育歴などをチェックされると，非協力的になる場合もある。質問紙後の面接は，面接でしかわからない本人の雰囲気も含めて，支援や治療の必要性を総合的に検討するた

表4 産後に多い訴え

〈身体の問題〉
  ＊体調が悪い。
  ＊もともと持っている病気が悪化した。
  ＊疲れやすい。
  ＊ずっと切迫流産で入院していたので，体力が落ちている。
  ＊食欲がない。
  ＊間食ばかりしている。
  ＊体重がもとに戻らない。
〈経済面〉
  ＊仕事をやめたので経済的に不安。
  ＊夫の収入が少ないので，今後どうなるか不安でたまらない。
  ＊預けて気分転換したいが，ベビーシッター代がない。
〈仕事・勉強〉
  ＊仕事には復帰するが，大事な仕事から外されたので怒りと焦りがある。
  ＊仕事には復帰したいが，レベルを下げなくてはいけないのがストレス。
  ＊せっかく仕事が見つかったところだったので，あきらめきれない。
  ＊せっかく大学院に入ったのに，勉強を続けられるだろうか。
  ＊保育園に入れるか心配。
  ＊本当に仕事と育児の両立ができるのか。
〈夫との関係〉
  ＊暴力，暴言があり，耐えられない。
  ＊夫が浮気している。
  ＊夫が生活費をくれない。
  ＊夫が自分の行動を制限する。
  ＊夫がうつで働けていない。
  ＊別居中。離婚するかどうか迷っている。
  ＊子どもが生まれてから夫の性格が変わった。
  ＊性的欲求がなくなり，夫に責められる。
〈住環境〉
  ＊家が狭くて子育てしにくい。
  ＊ワンルームなので，子どもが泣くと夫が激怒する。
  ＊引っ越してきたばかりで，土地勘がない。
  ＊小児科はどこの病院がいいかわからず不安。
  ＊子どもが泣くと，近所に聞こえる。どう思われるか心配。
〈上の子どもとの関係〉
  ＊上の子が乱暴で幼稚園でいつも注意を受ける。
  ＊上の子に発達・言葉の遅れがあり心配。

```
　　＊上の子が赤ちゃんがえり。
〈実家との関係〉
　　＊親が病気。
　　＊父親が乱暴なので母親が心配。
　　＊子育てに口出ししてくるのが耐えられない。
　　＊もともと関係が悪いので，支援を頼めない。
〈夫の親族との関係〉
　　＊出産後，夫の家族と同居するようになってうまくいかない。
　　＊同居ではないが，出産後，夫の家族が頻繁に来たり旅行に誘われ負担。
　　＊夫の親族が，子育てに口出ししてきて負担。
〈子どもとの関係〉
　　＊泣かれるとどうしてよいかわからない。
　　＊母乳で育てたいのに母乳が出にくい。
　　＊かわいいと思えない。
〈自分のこと〉
　　＊友だちは，皆独身。子どもの話ができず，時間も合わず孤独感。
　　＊ネットショッピングで浪費してしまう。
　　＊酒量が増えた。
　　＊家の中でできる趣味がない。気分転換がまったくできない。
　　＊ひとりでいられる時間が少なくてつらい。
```

め，一般的な精神医学的，臨床心理的面接と同じく，本人にできるだけ語っていただくことが重要である。尋問口調だったり，「こんな症状はありますか？　ではあの症状はありませんか？」と最初から手元のチェックリストが見えるような面接は望ましくない。EPDS の得点を見て面接を切り出すときも，「異常だから呼び出した」という雰囲気にならないよう気をつける。

　第 2 章でも見たように，「アンケート用紙のうつ得点が高いですから，抗うつ剤を飲みましょう」というアドバイスで，すぐに精神科治療に導入できることは少ない。EPDS 得点を確認した後の話しかけ方がうまくいかず，支援が必要な対象が支援から遠のいてしまうきっかけになる，支援者がやりがちな，当事者に受け入れられにくいアドバイスと，そのとき見られる当事者の反応を示してみた。こういった言動を本人にしていないか，常に確認しながら読み進めてほしい。

＊「うつ得点が高いですから抗うつ剤を飲みましょう」

　→当事者の否定的な反応の例

　「うつだとは思わない」

　「うつかもしれないが，ストレスがいろいろあるのだから仕方がない，このストレスを何とかしてくれるならいいが，どうしようもないではないか」

　「『うつ』などの診断名を言われたくない」

　「ちょっと話を聞いてほしいだけなのに」

　「薬は絶対嫌いだから飲みたくない。病院に行くと薬が出るから絶対行かない。いったん薬を飲みはじめると，止められないと聞いたし」

　「義母に，『やっぱりあなたは子育てができない人』といって，責められるに違いないから，精神科に行ったという事実を作りたくない」

＊「うつ得点が高いですから放置しておくと大変なことになりますよ」

　→当事者の否定的な反応の例

　「そう言われても，手伝いもいないので今の状況は変わりそうにない」

　「どんなひどいことになるというのか」

　「脅されているようで嫌だ」

＊「うつ得点が高いですから，このままでは赤ちゃんをちゃんと育てられませんよ」

　→当事者の否定的な反応の例

　「そんなこと言われたくない」

　「私の育児ではちゃんと子どもが育たないと言うのか」

　「やっぱり子育てできない人と言われている気がする」

　「病院に行ったら，子どもをどこかに預けてしまえと言われるのでは？」

　これらの例は，本人が今の状況をどうとらえているかを配慮していない。これでは，支援から遠のく結果となり，「スクリーング」の役に立たない。「うつ得点」という言葉が独り歩きしている面もある。第2章でも述べたように，EPDS得点確認の面接の場は，治療への動機づけの場でもある。本人の理解を無視せず，本人の自力の対応をよく聞いて，専門家の治療を協力で

表5　本人のストーリーを把握するための質問

1．あなた自身は，どのようなことに一番困っていますか？
2．あなた自身は今の不調は，一過性のストレス，一過性の「産後の肥立ちの悪さ」という感じですか？　それとも産後のうつ病のような，何か治療や支援を受けないと不調がずっと続きそうな感じですか？
3．あなた自身は，今の状態について，原因として何か考えていることがありますか？
4．これまでに，今の状態を改善しようとして，何か試したことがありますか？　それはうまくいきましたか？　逆に，うまくいかなくて，やる気をなくしたことがありますか？
5．このことがクリアできたら，治療に行く気になれるのに，というようなことが何かありますか？
6．どんな道筋で元気を回復するイメージですか？

きる部分がないかどうか検討する必要がある。

　表5には，動機づけの観点から，本人が今の不調をどのように理解し，どのように対応しようとしているかという，本人のストーリーを知るのに必要な質問を挙げた。

　最初の「どのようなことに一番困っていますか？」は重要である。医学的にいえば，「主訴」であり，これは必ず確認する必要がある。

　乳児健診の場なので，乳児の子育ての話題が出るかと思うと，本人は，上の子どもの幼稚園での不適応が一番心配だったりする。ここがきちんと共有されていないと，どのようなアドバイスも聞いてもらえないので，きちんと本人の言葉から聞くようにする。本人から何も話が出てこなければ，乳児健診の場であれば，まずは乳児の子育てで困っていることはないかを聞き，その後に，他に困っていることはないかという話の順序で聞いていってもよい。

　例えば，実際の質問の仕方としては，

　　「このアンケート（EPDS）で少し点数がついているようですが，子育ての中で，何かうまくいかなくてお困りのことがあるでしょうか。何か気がかりなことがおありでしょうか？」

といった導入がよい。ここで，上の子どもの問題，ひとりで家事がはかどらない，などいろいろな話題が出てくると思う。ここでは，表4に挙げた項目がいくつか出てくることが多いだろう。

　さまざまなテーマが出てくると思われるが，EPDS得点が高い場合は，これらの背景として，「不調」があることを，本人にも確認するのが重要である。「上の子が赤ちゃん返りしている」と訴える母親本人の不調をきちんと把握せず，「では，上のお子さんを幼児相談に予約しますか」という対応をしていると，本人は支援からは離れがちになる。EPDSではっきり点数がついている場合は，それを「うつ」と呼ぶか「不安」と呼ぶかは別として，「調子の悪さ」の話は本人も自覚できているはずである。例えば，

　　「アンケートで，『眠れない』等の項目にも点数がついているようです。心身
　　の調子の悪さがあるようですね。上のお子さんの赤ちゃん返りも，調子が悪
　　いからますます対応に困ってしまうというような感じですか」

というふうに導入し，さらに，

　　「調子の悪さについて少しお聞きしたいのですが，妊娠前の元気なときを100
　　とすると，今の元気はどれくらいですか」
　　「自分がやりたい家事がだいたいできますか」
　　「夜は眠れますか」

というように，不調の特徴を確認していく。不調であることを共有した上で，表5にあるように，このことを本人が重くとらえているか，すぐ治る軽いものととらえているかを確認する。産後のうつ病を自分ごととしてととらえる人は少ない。日本よりも精神医療が市民権を得ているように思われる海外でも少数である（第2章Ⅴ）。

　「今，心身ともに不調のようですが，ご自分では，これは一過性のもので，す
　ぐ抜け出せそうな感じでしょうか。それとも，これまで経験したことのない
　不調で，少し治療とか何か支援を受けなければ抜け出せないという感じでし
　ょうか」

と聞いてみると，本人の支援へのニーズが確認できる。
　表5の3の「今の状態について，原因として何か考えていることがありま
すか？」，また4の「何か試したことがありますか？」は，今後の支援を考
える上で非常に重要である。原因については，「自分自身の育てられ方のせ
い」とか，「自分が仕事をやめざるを得なかったから」あるいは，夫の態度
への不満など，何か本人なりの考え方があることが多い。また，「原因は育
てられ方のせい」と思っている人の中にも，対応法として，「過去を思い出
してイライラする気持ちをノートに書き出して自分なりに分析している」と
いう人もいれば，「今はとにかくリラクセーションが大事と思ってアロマセ
ラピーとハーブティーで心を落ち着けている」という人もいる。もし症状が
軽い段階で発見できていれば，本人が好む対応法を全部否定せずに治療に導
入するのがよいだろう。「嫌な気持ちをノートに書く」などは，本人がよか
れと思って始めても，かえって具合が悪くなる場合もある。もし余裕があれ
ば，このような点も話し合えるとよい。
　5の「このことがクリアできたら，治療に行く気になれるのに，というよ
うなことが何かありますか？」の中には，「もう少し姑が外出先などいちい
ち干渉しないでくれたら」「子どもが保育園に入って時間ができたら」「復
職して少し自分のお金ができたら」など，すぐに治療に行けない理由として，
さまざまな現実的な問題が挙げられる。もし，これらが現実的にクリアでき
そうで，症状の方も軽うつなど軽い場合は，本人が抱える問題をクリアすれ
ば，次に進むことが期待できる。
　しかし，自力では容易にクリアできない問題が治療を受けない理由となっ
ていて，それが何年も同じ状況が続いていることもある。6の今後の見通し
の部分も含めて，外から支援をしなければ，何も変わりそうにない場合は，

支援の方法を考える。

　以上のような会話が望ましいが，新生児訪問や乳児健診の1回でできると
は限らない。たくさん話せばよいというものではなく，心身ともに不調な人
を面接するわけなので，面接は約1時間が限度である。いつまでも話が終わ
らない場合は，そのこと自体が症状のひとつといえる。はじめに，「1時間
くらいお話をうかがって，もっとお話しした方がよいと思われる場合は，ま
た機会を改めてゆっくりうかがいます」ということは伝えた方がよい。
　面接の結果，毎日の生活や子育てに深刻な支障はなく，「引っ越してきた
ばかり」など現実的な課題が多いために，不安で高得点になっているケース
では，メンタルヘルスの専門家に紹介したりつなげたりするよりは，現実的
な生活支援の方がよいこともある。
　メンタルヘルスの専門家の診察が必要な場合，次で述べる相談窓口，ある
いは近隣の医療機関に紹介しやすいシステムをもっておくことは重要である。
特に，緊急の場合の紹介先については，日頃からよく検討しておく。

III　EPDS を共通ツールとしたシステム

1．メンタルヘルス相談の前段階
　新生児訪問や乳児健診では，出産後の母親全員を広く対象として，スク
リーニングをすることができる。その後は第2章で述べたように，英国な
どと異なり，治療までの道のりにハードルが多い。筆者らは，この問題を緩
和するため，乳児健診で使った EPDS をその後の支援にも継続的に活用す
るという試みを行っている。**図1** に，東京都新宿区で実施しているこの方
法[2, 3, 11, 12] を一部簡略化して示す。図1は，比較的人手が豊富な場合の方法
であるが，地域の治療資源によって，支援システムは工夫していくとよいだ
ろう。
　産後メンタルヘルス支援は，乳児健診で EPDS を配付するところでスタ
ートする。この事業がスタートした時点では，全戸に対する新生児訪問を行

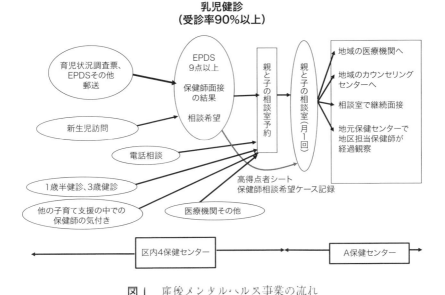

図 1　産後メンタルヘルス事業の流れ

っていなかったので，乳児健診が最初の全例チェックのスタイルでスタートした。近年は，母子手帳を配布する際に支援の必要性をチェックする動きもある。

　乳児健診前の相談も，新生児訪問に行った助産師などから入ることがあり，適宜受け付けている。乳児健診を選んだ理由は，ほとんどの母親が受診するという理由のほかに，里帰り出産をした母親も，この時期にはほぼ戻っており，これから育児をしていく環境の中でのストレスが判断できることもある。近年は新生児訪問も実施されており，新生児訪問での高得点者も受け付けている。

　区内にはいくつかの保健センターがあるが，母親のメンタルヘルス支援のための「親と子の相談室」（以後，相談室）は，このうち 1 カ所のセンターで月に 1 回行っている。各センターには，この相談室担当の保健師がおり，相談室を実施するセンターの保健師が予約簿を管理する。相談室には，精神科医と臨床心理士が出勤する。各センターの保健師の判断で，精神科医の面

接がよいか，臨床心理士の面接がよいか判断し，予約管理の保健師と連絡をとって予約を行う。精神科医の面接を予約するのは，EPDS がかなり高いもの，精神科受診歴があるもの，本人の様子から見て，薬物療法や入院が必要と思われるものなどである。育児不安に見えるがうつ病かもしれないというケースは，非常に判断が難しく，後述の当日のカンファレンスで，臨床心理士の予約と精神科医の予約を入れ替える場合もある。

　保健センター内には，「幼児相談」という子どもの発達相談の窓口もあるが，先に幼児相談に紹介するか，母親のメンタルヘルス相談に紹介するか迷うケースがときどき見られる。例えば，母親が抑うつ的で，乳児健診でスクリーニングされたが，母親の関心は乳児ではなく，上の子どもの問題行動や発達の遅れ，といったケースである。また，1歳半健診，3歳健診などからも相談室への相談を受け付けているが，これらの健診では，その子どもの発達の遅れと，母親のうつが両方問題になることはしばしばある。

　産後，母親がずっとうつ状態にあり，子どもとの情緒的交流が少ないことが子どもの発達に影響していると思われるケースもある。母親が抑うつ的で，子どもに発達の遅れがあることに気づかずに過ごしてしまうケースも多い。このような，母親にも子どもにも問題がある場合，最終的には両者に対してアセスメントや支援が行われるのが理想的だが，第1段階で，どちらを中心にアプローチするかは，重要なポイントである。

　母親の中には，精神科受診を勧められると，「子どもの相談に来たのに，なぜ私が精神科に行かなくてはいけないのか」と怒りを示す場合がある。一度不信感をもたれてしまうと，母親への必要な支援が届かなくなってしまう。また，一方で，カウンセリングを勧められ，「これまでは，『○○ちゃんのお母さん』として，子どもの育て方へのアドバイスばかり言われてきたが，自分のことについて話を聞いてもらえるのならばぜひ行きたい」と積極的に意欲を示す母親もいる。

　支援の入り口をどちらに先に設定するかは，母親の性格にもよるし，子どもの問題がどのようなものか，それに対して母親が対処してきた方法がうまくいっているかにもよる。せっかく，支援につながりかけたのに，固く拒否

高得点者シート　　　年　月　日乳健分　来所数　　名　回収数　　名　高得点者　　名

氏　名	妊娠出産状況／児の状況	その他の問題	指導内容	備　考
1.＿＿＿＿＿ （　歳） 第（　）子 EPDS　点	A．妊娠中の異常 　・なし 　・あり B．出産 　・正常分娩 　・その他 C．児の問題 　・なし 　・あり		・助言終了 ・相談待ち ・地区担フォロー ・相談室の勧め ・予約 ・約連絡待ち ・拒否・消極的	
2.＿＿＿＿＿ （　歳） 第（　）子 EPDS　点	A．妊娠中の異常 　・なし 　・あり B．出産 　・正常分娩 　・その他 C．児の問題 　・なし 　・あり		・助言終了 ・相談待ち ・地区担フォロー ・相談室の勧め ・予約 ・予約連絡待ち ・拒否・消極的	

図 2　高得点者シート

　されるといったことがないよう，母親のニーズをよく聞き，慎重に検討する。その上で，最終的には両方にアプローチすることが重要である。

　精神医療が必要だと思われる症状があるにもかかわらず，精神科医の面接を望まない人もいる。その場合は，日をあらためて時間をとってお話を聞いたり，家庭訪問をして受診を勧める。キーパーソンに話ができれば，キーパーソンにも受診を勧める。

　この区では，各保健センターで，共通の「高得点者シート」（**図 2**）を使用している。実際の記入例は**図 3**に示す。EPDS 得点，年齢，第何子かなどの基礎データに加え，各センターでの面接の段階で，表れた問題を第 4 章の表 1 のような項目に注意して簡潔に記録する。そして，その後，そこで助言終了になったか，担当保健師が継続的に経過を見ているのかなど，どのよう

高得点者シート　20XX 年 ○月○日乳健分　来所数 30 名　回収数 30 名　高得点者 3 名

氏　名	妊娠出産状況／児の状況	その他の問題	指導内容	備　考
1．△△○ × （38 歳） 第（2）子 EPDS 15 点	A．妊娠中の異常 　・なし 　◎あり　切迫早産 B．出産 　◎正常分娩 　・その他 C．児の問題 　・なし 　◎あり　感染繰り返す	・妊娠中から 　体調不良 ・夫，先月から 　単身赴任 ・近隣に援助 　者なし ・通院が大変	・助言終了 ・相談待ち ◎地区担フォロー ・相談室の勧め ・予約 ・約連絡待ち ・拒否・消極的	
2．□○△△ （24 歳） 第（1）子 EPDS 18 点	A．妊娠中の異常 　・なし 　◎あり　貧血 B．出産 　・正常分娩 　◎その他　帝王切開 C．児の問題 　・なし 　◎あり　体重の伸びがやや悪い	・離婚調停中 ・学生時代か 　ら過食嘔吐 　あり（治療な 　し）	・助言終了 ・相談待ち ・地区担フォロー ・相談室の勧め ・予約 ◎予約連絡待ち→ ・拒否・消極的	本人から地区担に来週電話

図 3　高得点者シート（記入例）

な対応をとったかを記入する。これは，後日の支援のために非常に重要である。

2．メンタルヘルス相談

1）事前カンファレンス

　相談室当日は，まず面接予定者について事前カンファレンスを行う。面接予定者については，乳児健診の後も保健師が連絡をとっており，上記の「高得点者シート」の内容以上の背景を把握していることが多い。「高得点者シート」に準拠した当日面接予定者のシートを用意してカンファレンスに使用すると，問題が把握しやすい。

　相談室では，別室で子どもを預かる託児サービスを行っている。子どもを

預かることにより，母親が面接に集中することができる。産後，自分だけの話をじっくり聞いてもらう機会はないことが多いので，託児は，おおむね母親には歓迎される。しかしなかには，子どもを別室に預けるのに大きな抵抗を示す母親もいる。確かに，母親が他の部屋で面接を受けている間中大声で泣いている子どももおり，母親が「自分が抱いていないとだめ」と思うのも無理はないと思われる場合もあるが，子どもが母親と離れてもそれほど苦痛ではなさそうなのに，子どもを抱いていないと落ち着いていない母親もいる。

　子どもの発達を考える理論のひとつに，母子の愛着理論がある（第6章Ⅳ）。子どもを別室に預けて，同じ廊下の並びにある面接室に行く，という子どもとの「別れの場面」，また面接が終わって託児室でまた母子が面会するという「再会の場面」では，どのような愛着関係があるかがうかがうことができる。乳児の場合は，乳児側からの別れや再会への反応は，泣き方などから，不安や安心感の程度が推測される。少し月齢が進んだ上の子の場合，母親の後を追うか，母親が不在時におもちゃで遊んでいるか，母親が戻ってきたときにどのような反応をするかなどに，さまざまな個人差が見られる。子どもの様子を見ると，「育てにくい」「泣いてばかり」といった母親の観察が，どのような場面で特に強く出るのかが推測できる。

　託児の場は愛着関係のテストの場ではないが，託児場面で出てきた特徴から，家での子育て困難に関係あると思われるものがあれば，母親に，託児のときの様子を伝えながら，解決法を一緒に考える。

　母親の気分転換や疲労回復のためには，少しの間でも子どもを人に預けられるかどうかは大きな鍵である。相談室での相談の結果，多くの母親には，気分転換，軽い運動，休養，昼寝などを勧めることになるが，そのとき，「子どもを人に預けられない」という状況だと，次の展開が難しい。子どもよりも，母親の側の「自分がいないとだめ」という思いが強い場合も多い。本格的に仕事に復帰するため，子どもをフルタイムで保育園に入れる予定の母親は，子どもを預けることをあまり迷っていないが，そうでない場合，母親が不安を感じない預け方を工夫するためには，託児での様子を参考にすることは役に立つ。

　託児には，乳児だけでなく，上の子どもを連れてくる人も見られる。複数の子どもたちが託児室にいる状況もあるが，集団場面で，乱暴さや不安の強さが目立つ子どもも見られる。これらは，家庭でも見られる傾向だと思われる。これらについても，託児での様子を母親に伝え，相談の後の支援に役立てるようにする。

２）面　接

（1）精神科医の面接

　精神科医，臨床心理士・公認心理師の面接は，基本的にひとり１時間の枠で行っている。精神科医の面接は，病状評価，支援の緊急性の判断をまず行う。

　精神科医の面接までに，乳児健診の日の保健師との面接，その保健師が地区担当保健師でない場合は，その後の地区担当保健師との面接などが行われるため，「同じことを何度も聞かれる」印象をもっている人も多い。その場合，「誰が何をどれくらい知っているのか」という不安ももっている場合もある。「チームで仕事をしているので，保健師さんにお話しいただいて，カルテに書いてあることは，読ませていただきました」と情報共有していることを伝える。その上で，「同じことをまたお聞きしてしまうかもしれませんが，もう一度この点について聞かせてください」というように，さらに詳しい面接をしていくようにするとスムーズである。担当保健師の都合が付けば，面接に同席してもらうこともある。

　チームで多くの人が関わる場合，面接を受ける側からすれば，「何度も同じことを聞かれる」のはストレスである。一方，「ここで話したことは，クリニックへの紹介状にも全部書かれるのか」など，情報の拡散に不安を抱く場合もある。これらを念頭に入れ，直接支援に携わる人の間ではカルテを共有させていただいていることを説明する。医療機関への紹介状は，スペースがあまり大きくないので，「このようにポイントを伝達してあるが，詳細はまた改めて受診先で質問があるかもしれない」ことを説明する。

　なお，病院外の仕事では，病院内のように，白衣の種類で職種を推測することもできないため，面接前には，職種と名前を名乗って自己紹介すること

を心がける。

　相談室は，医療機関に設けられているわけではないので，すぐそのまま治療ということにはならない。本人に病状や治療の必要性について説明した上で，受診先を探す。

　自宅からの通いやすさ，診療時間帯等を検討し，具体的に1～2カ所を挙げる。特定の医療機関あての紹介状を書いた方が，受診行動がとりやすい。

　もし1カ所に決めきれない場合は，宛先を特定しない紹介状を書くこともある。精神科受診を勧める場合，夫が賛成するかどうかわからない場合もしばしばある。緊急性がないケースであれば，翌月に予約を入れ，翌月に紹介状を書いたり，夫と同席面接を行うなど工夫する。

　紹介する医療機関は，交通の便等を考え，本人が通いやすい場所を検討する。産科，小児科，内科など，定期的な通院を必要としている場合は，同じ病院の方が，連携がとりやすい場合も多い。

　子育て中の母親は，子どもの体調不良等さまざまな理由で，受診するつもりだった日に受診できないこともしばしば見られる。本人が数日分余裕をもって処方を受けたり，電話で指示を仰ぐことができたりするなど，医師とコミュニケーションが上手にできるケースはよいが，そうでない場合は，通院が不規則になると，すぐに治療からドロップアウトになりがちである。大病院の場合，曜日によって外来担当医師が異なることが多いので，コミュニケーションが苦手なタイプでは，なかなか安定した治療にならないことが多い。こうしたケースでは，個人開業クリニックを勧めるなどの工夫が必要である。クリニックによっては，「子連れの患者さんは何曜日に多い」という場合もあり，その方が待合室で他の患者さんを気にせずに待てるという事情がある。受診しやすさについての情報は積極的に集めた方がよいだろう。

　産褥精神病などの精神病圏の病理があって，抗精神病薬の処方が必要となる場合や，希死念慮等のために医療保護入院等を考える場合は精神科受診が良いが，そこまでの重症度はなく，抗うつ剤や睡眠導入剤で対応できる範囲であれば，心療内科でも治療可能である。すでに述べたように，「育児疲れの不眠症」に見える産褥精神病もあるので，この判断は慎重に行う。

　精神科医の役割として，近年は，保育園入園のための診断書を書くという仕事もある。母親がうつ病などのために，子どもを家庭で保育できず，周囲に支援者がいない場合は，保育園への入園を申請することが多い。現代の育児環境では，母親が育児できない場合，周囲に支援者がいないために，子どもはまったく孤立してしまい，日々の栄養，清潔の確保はもちろん，最低限の言葉かけなどもなく過ごすことになりかねない。このような意味で，保育園の利用は積極的に勧められるべきである。しかし，残念ながら保育園の定員枠は少なく，かなりの競争率である。このため，稀に「よくなると，保育園に預けられなくなる」という疾病利得が生じるケースが見られる。このような展開は本人の健康にとって望ましいものではなく，保育園の充実が強く望まれる。医学的には健康を目指しつつ，さまざまな支援を行っていくべきだろう。

（2）臨床心理士・公認心理師の面接

　臨床心理士の面接も，注意すべき基本は，精神科医の面接と同様である。相談の内容が「育児不安」であっても，医療の必要がないかどうかは確認が必要であり，特に緊急対応が必要なものは医療機関への紹介を行わなければならない。

　もし，心理士の人手が十分あったり，予約がそれほど立て込んでいない等，継続的な面接が可能な恵まれた状況ならば，数カ月間は継続するつもりで面接を開始してもよい。しかし，自治体全体のスクリーニングの結果，多くの母親が毎月紹介されてくるようなセッティングの場合は，新しいケースに対応する時間も確保しておかなければならない。この場合は，近隣の精神科クリニックで臨床心理士の面接が受けられるか，他に開業の精神療法クリニックやカウンセリングセンターがあるか，費用はどれくらいかなど情報を得た上で面接する。

　母親本人や家族は，カウンセリング＝「話を聞いてもらうこと」あるいは，「何らかの癒しを提供してくれる場」と考えていることが多い。

　たとえて言えば，臨床心理士に話す時間は，マッサージを受けている時間であり，話を聞いてもらい，「大変ですね」と言ってもらってすっきりする

といったイメージである。あまり問題が大きくないケースであれば，この対応で状況が改善し，本人も満足する場合もある。そうすれば「また必要だったらおいで下さい」と言い，カウンセリングを終えるという対応で問題はない。必ずしも臨床心理士が相手をしなくてはならないわけではないので，毎日の生活の中で，家族，友人，その他周囲の人々に話を聞いてくれる人が見つかれば，「わざわざ予約をとって先生に聞いてもらうほどではなくなりました」という場合も多い。

　本来，心理職の面接で重要なのは，その場の癒しではなく，今母親が陥っているのが，心理的な問題であり，カウンセリング的に解決できる可能性があることを示すことである。

　例えば，第4章で述べたように夫との問題を抱えている人は，「夫が変わることはあり得ないので，この問題は解決できない」と思っており，「自分が悪い」「自分が我慢すればよい」と自責的になっている。一方で，子育てに対する気力がないことにも自責的になっている。しかし，子育てに必要な元気を回復するためには，いつも我慢するのではなく，少し自由に話をして気持ちを楽にすることが役に立つだろう，少し状況は変えられるだろうと伝えることが重要である。

　もちろん，第2章で述べたように，これらの問題の本格的解決は，タイミングを考えることが重要である。産後は，過去の振り返りが，抑うつ感の影響を受けて，悲観的，否定的すぎることも稀でない。また，面接内容によっては，不安や怒りなどが強く出てきてしまうこともある。産後の忙しい時期に，このように具合が悪くなると，子育てはさらに負担になりかねない。また夫との関係なども，話し合うことによって暴力が悪化する場合もある。

　本格的な治療には，外部のクリニックを紹介し，きちんと十分な面接時間のある治療構造をもった（p.174参照）面接をある程度重ねる必要がある。見通しが立てば，治療的な面接は外部を紹介する旨を最初に説明しておいた方がよい。

　宮戸，大塚[4]は，保健センターという心理面接で扱う問題には3段階の要因があるとしている（**図4**）。

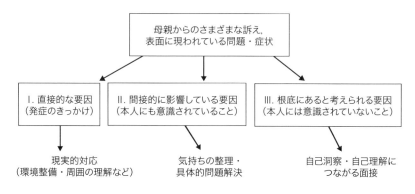

図4 「訴え」を聞いて臨床心理士が考えること（文献4より）

　1つめは，発症のきっかけとなった直接的な要因，2つ目は，間接的に影響している要因で，本人にも意識されていること，3つ目は，根底にあると考えられる要因で，本人には必ずしも意識されていないことである。

　例えば，以前からあった夫からの暴言が産後さらにひどくなり，パニック発作が出るようになったという母親のケースで考えてみる。1つ目の直接的な要因は，夫の暴言である。2つ目の「間接的要因で，本人も意識されていること」は，例えば，最近母親の実母が入院し，子育て以上に，母親の世話に忙しいことなどが挙げられる。実母の世話は自分にしかできないという思いが強く，子育ては，夫や義母に任せきりになりがちといった事情である。

　保健センターや一般の子育て相談では，1つ目か2つ目の段階に焦点を当てた支援が行われる。1つ目の直接的要因については，現実的対応を行う。暴言について母親側から積極的に対応できることは少ないが，暴言の出る状況が予測できるようなら，意識して避けるとか，暴言が出て具合が悪くなることが予測されるときは，早めに抗不安薬を飲むなどである。2つ目の間接的に影響している要因については，気持ちを整理しつつ具体的な問題解決を行う。例えば，母親の世話は少し人に任せられないか，何か受けられる支援サービスはないか，人に任せるとどういう点が心配か，子どもの日々の世話の部分に少しベビーシッター等を活用し，夫の負担を減らせないか，夫と一緒に過ごす時間を増やせないか，などである。

　3 つ目の,「本人が意識していない根底にある要因」としては,例えば母親が,子ども以上に実母の世話に没頭する心理を作り出した生育歴などである。心理療法の構造を作って面接していけば,父親との関係,母親との関係,父親と母親の関係などの中に,この心理の背景があり,問題を解決することで,夫との関係や子どもとの関係にも変化が見られる可能性がある。ここまで変化が見られるのが理想ではあるが,これには,構造化した面接で数カ月以上要することが多い。これらのプロセスを進めるには,本人に経済的余裕があれば,有料の心理クリニックを紹介する。

　構造化した,継続的な心理(精神)療法を日頃実践している精神療法家は,1 つ目,2 つ目の要因に対応する現実的な対応に慣れていないことがある。**表 6**に,相談と本格的な精神療法の特徴の違いを示したが,相談という枠組みで接する場合は,この枠組みに合った対応を行う。

表 6　面接の種類

	子育て相談などの相談業務の中での面接	精神療法の面接
構　造	開催日は決まっていることが多いが,時間帯,面接時間,面接回数などは必要に応じて設定	決まっており,面接時間は一定
本人の希望による緊急対応	あり	基本的にはなし
本人と面接担当者以外の人の同席	家族,母子寮の担当者など必要に応じてあり。子どもと一緒に相談することも多い	基本的にはなし。状況によっては,配偶者,子どもなどが同席する場合もある
関連職種間の連絡	情報交換をする場合が多い	することもあるが,かなり限定的
面接の焦点	現実的な適応をよくすること(図 4 の 1 つ目,2 つ目の要因への対応中心)	自己洞察,対人関係の修正(図 4 の 3 つ目の要因への対応中心)
面接者の態度	傾聴するが,アドバイスなど能動的な役割も大きい	アドバイスや指示は極力与えず,本人の話を聞く
費　用	無料の場合が多い	有料(医療保険の範囲の場合と自由診療の場合がある)

　相談業務の中での面接業務は，１回の面接で終了する場合もある。今起きていることが心理的な問題であること，本人はどのような対応をするのが望ましいか，心理的にさらに専門的に治療しようとしたらどのような方法があるか，などはきちんと伝える必要がある。子育てに忙しく，治療に割ける時間がない場合，将来このような状況になったらまた心理的治療を考えるように，というアドバイスも有用である。

３）面接後カンファレンス・高得点者カンファレンス

　面接したケースについて，面接した医師，心理士，ケースを担当する地区担当保健師，あるいは同じ保健センターの母子保健担当者，面接時の託児担当看護師など，実際に支援に携わる職種が会してカンファレンスを行う。

　受診を勧めて紹介状を渡しても，受診を迷うケースなども見られるため，１〜２週間後に地区担当保健師から電話連絡をし，医療機関に予約が取れたか，受診したかどうか確認をすることもある。緊急性が高い場合は，早めに家庭訪問をすることもある。逆に，保健師側からは連絡せず，本人からの連絡を促すことが社会復帰につながると判断される場合はそのようにする。

　託児の様子から，子どもに対するネグレクト傾向がうかがわれたり，母子一緒にいるとき，あまりにも緊張感が漂っていたり，愛着関係が育っていなさそうな様子が観察される場合は，家庭訪問を予定することもある。

　相談室では，カンファレンスで実際に面接したケース以外に，各センターの保健師がその月の高得点者の概略を報告し，相談する時間も設けている。高得点者シート（図２，３）を参考にしながら相談する。精神科治療が必要と思われるがまだ予約に至っていないケース，地区担当保健師が関わることになったが，その方法でよいか心配なケースなどの支援法を検討する。相談室での精神科医や臨床心理士の面接の予約を入れなくても，各センターから直接精神科受診を勧められそうなもの，受診を急ぐものについては，早めの対応を促す。

４）他のシステムの工夫

　上記は，保健センターの母子事業に，メンタルヘルス専門家が外部から定期的に入り，地域の治療機関との橋渡しをする方法である。EPDSは，現在

広く知られており，さまざまな活用法が実践されている[9, 10, 11]。

　もし，保健センターの中にメンタルヘルスの専門家がいたり，地域の医療機関の医師や心理士が保健センターに来るようなことが可能であれば，連携はさらに容易かもしれない。

　逆に，外部からの専門家を依頼する予算がないという場合も多いだろう。管轄内に精神科単科病院はあっても，クリニックはない場合など，地域によって支援資源には差がある。この事業が始まった頃は，東京西部の郊外は合計特殊出生率が比較的高かったが，精神科単科病院はあっても精神療法のクリニックなどは少なかった。現在は出産後も仕事を続ける母親が多く，交通が便利な都心で合計特殊出生率が少しずつ回復している日もある。保育園に入れるかという問題は大きいが，治療資源は少なくない。地域の現状に合った支援方法を考える必要がある。例えば，どのような工夫ができるだろうか。

（1）外部からの専門家を定期的には依頼できない場合

　外部の専門家を招くことができない場合，保健師，助産師だけでも定期的に症例検討会を開き，対応の経験や技術を蓄積していくようにする。これだけでも，ひとりだけで対応するより，かなりのスキルアップが望める。

　EPDS やその他のアンケート用紙を共通の道具として使用し，症例検討のときにはその結果も必ず参照するようにするとよい。数字を参照すると，EPDS が 7 〜 8 点のときの母親の雰囲気と，20 点を超える場合の雰囲気の違い，つまり精神医療が必ずしも必要ない場合と，おそらく精神科受診をした方が早く状況が改善すると思われる場合の違いなどがわかりやすくなる。

　また，精神症状や生育歴，家族歴は，いったん聞きはじめるとどこまで聞いてよいのかわからない，これ以上は必要ないという判断が難しいという声も聞かれる。確かに，親戚に精神科通院歴がある人がたくさんいたり，家庭が複雑な場合は，情報量が膨大になってしまう。産後の母親のメンタルヘルスの支援が一番の目的であるから，今何が一番問題なのか，すぐに支援を始めなくてはいけないのか，あるいは問題はあるが，よい方向に向かっているのかなどは確認する必要がある。

　図 5 に，メンタルヘルスについて話を聞いた場合の，情報のまとめ方を

●メンタルヘルスまとめシート

お名前

20　年　月　日

記入者 ＿＿＿＿＿＿＿＿＿＿＿＿

精神科既往歴

精神科治療歴

現在の精神症状

経過の中で今はどういう状況

メンタルヘルスの問題が発見された経緯

精神症状の子育てに対する影響（現在）

将来的に懸念されること

困った時に SOS が出せそうか？

活用できる能力，資源

今後の課題

ご本人との連絡方法

図5　メンタルヘルスまとめシート

●メンタルヘルスまとめシート

お名前　○○△△

20××年 ○ 月 ○ 日

記入者　□□□○○

精神科既往歴

　結婚直後から夫の暴言があり、そのたびにイライラはあったが、「症状」というほどではない。

精神科治療歴

　なし

現在の精神症状

　憂うつ、元気が出ない、不眠、いらいら、ビクビク（夫に対して）

経過の中で今はどういう状況

　上の子が幼稚園に行きはじめて少し楽になっている状況。

メンタルヘルスの問題が発見された経緯

　第2子の乳健　EPDS 11点

精神症状の子育てに対する影響（現在）

　追い詰められた気分のとき、上の子を激しく叱ってしまう。

将来的に懸念されること

　夫の精神的不安定や暴言はエスカレートする可能性有り。

困った時に SOS が出せそうか？

　ぎりぎりまで我慢しがち。人に相談しないタイプ。

活用できる能力，資源

　長年仕事をしており能力は高い。

今後の課題

　夫との関係改善、カウンセリング？
　追い詰められる気分にならないためには？　仕事復活？　育児グループ？

ご本人との連絡方法

　来月、地区担から連絡　本人携帯（夫が家にいない時間帯の方が話しやすい）

図6　メンタルヘルスまとめシート（記入例）

示した。**図6**が実際の記入例（架空の症例）である。夫の暴言による不安やいらいらがずっと続いている母親の例であるが，第2子出産後，そのいらいらが第1子の方に向かっているというケースを想定している。第2子の乳児健診のときのEPDSで発見されたが，第2子の育児には特別な問題はないという経過である。しばしば見られるパターンであるが，このような，過去から続いている問題の場合，「今何をするべきか」という焦点を見失うと，解決すべき問題が膨大になってしまう。

　図5・図6に示したように，既往歴，治療歴，症状の内容だけでなく，経過の中で，今はどういう状況かに注目する。つまり，症状が今現在，日を追うごとに悪くなっているのか，あるいは，改善に向かっているかどうかである。また，どういう経緯でメンタルヘルスの問題が発見されたかも記録しておく。経緯を知ると，改善へのモチベーションが高いか，スクリーニングで発見されただけで，本人はあまり支援へのニーズがないかなどが推測できる（第2章）。

　さらに，子どもへの影響，将来への懸念についても記録しておく。本人がSOSを出せそうか，に加えて，本人が力をもっている領域についても聞いておく。メンタルヘルスの病歴をとるとなると，悪いことばかり記載しがちだが，本人の能力，ストレスからの復活力などは，支援を考える上で，重要な要素である。図6のケースは，このようにまとめてみると，緊急に支援が必要な症状ではないこと，しかし，我慢しすぎる傾向があるため，こちらから声をかけなければ，これで相談は終わってしまうことが予測される。

　これらをまとめながら，症例検討も実施すれば，支援を急ぐケースかどうかわかりやすくなるだろう。もし心理士や医師が年に数回でも，参加できる状況であれば，保健師，助産師への症例報告に対してアドバイスを依頼するとよい。

　（2）紹介できる病院が見つからない

　「産後メンタルヘルスの専門家のいる病院」はないかと相談を受けることが多いが，そのような絞り方では見つかりにくいと思われる。不眠やうつの治療の基本は，産後以外のうつ病と同じなので，必ずしもこの領域に特化し

た治療者である必要はない。

うつ病の薬物療法に特別の苦手感をもつ精神科医はあまり多くはないが，「母子関係の改善」「愛着関係の改善」を依頼されると，「精神分析は専門でない」「家族療法は専門でない」と断られる場合もある。母子関係や愛着関係は，保健師，助産師など保健センターの多職種スタッフがサポートすることを伝え，不眠，抑うつなどの症状の経過観察や治療をお願いしたいと依頼する方が連携しやすい。産後のメンタルヘルスの専門ではなくても，子ども，思春期や家族の問題に積極的に取り組んでいる医師は，薬物療法以外の治療スキルも高いので，対応できる場合が多い。もちろん，うつ病が専門で社会復帰にも力を入れている医師の場合は，多くのノウハウがある。

精神科が近隣になければ，産科の助産師が比較的メンタルヘルスケアにも力を入れている場合がある。

いずれにせよ，日頃から連携を行い，本格的な治療のためだけでなく，どのような治療が必要か，病状評価のための受診も含めて　受診がしやすくなるよう工夫する。特に，質問紙やアンケート用紙などで発見されたケースについては，第2章で述べたように，経過観察が非常に重要である。医療機関に紹介しても，「診療時間が自分に合わない」「医師と相性が合わない」などさまざまな理由で，行かなくなってしまうケースが非常に多いので，慎重にフォローすることが必要である。

また，地域には子育て支援のためのさまざまな社会資源がある。これらは大都市圏だけでなく，全国の市町村に設置されているので，連携しながら支援する方法を考えるとよい。

IV　どのように面接を進めるのか

p.160〜166でも「面接の実際」について触れているが，そもそも面接というのはどのような方法論なのだろうか。精神医学や臨床心理学など，精神面を対象とする分野では，身体面の検査データが参考になる場面もあるが，多くの場合は，検査データだけでは病状の評価は行いにくい。適切な面接が

表 1

```
面接の目的
・病状や状況の評価，診断
・本人の理解・受容と治療関係の構築
・支援計画の確認

面接の構造
・面接の場所
・面接の時間（日時， 1 回の面接の時間）
・面接の費用
・情報の流れ（共有か非共有か）
・実際の対話
  Open question（開かれた質問）
  Yes-no question（閉じられた質問）
・ノンバーバルなコミュニケーション
```

行われているかが病状評価の鍵となる。

　面接には，**表 1** に示すように，いくつかの要素がある。本人がすらすらと話をしていても，面接の目的は達成できていないこともある。目的に沿った面接を行うことが必要である。

1．面接の目的

　面接時に「目的」を意識していることは重要である。病状評価や育児状況の把握が目的ならば，その目的に合った適切な質問をして，本人に自分の状況について話してもらうのが望ましい。もちろん，評価のための面接をする場合も，尋問のような質問を繰り返すのは望ましくない。本人が語りやすいような，問いかけの工夫をすべきであるが，単なる傾聴，拝聴では評価は難しい。

　すでに何回目かの面接を経た後で，診断も支援方針も決まっていれば，主に本人の思いの傾聴が中心となる面接もあるだろう。また，評価をして，支援方針は決定していても，病状が変化して，再評価が必要になることもしばしばある。評価と本人の受容のバランスは難しいが，「今どのような目的で

表2　うつ病かどうかの評価を目的とした面接で聞いてみた方がよい質問

1．睡眠について

＊夜は何時頃から何時ごろまで寝ていますか？　途中で何度か起きますか？
＊赤ちゃんが寝ていて自分も寝て良いのに，寝られないことがありますか？
＊朝起きた時，良く寝たという感触がありますか？

2．食欲について

＊食欲はありますか？
＊食欲がなかったり食べ過ぎてしまったりすることがありますか？
＊体重は，妊娠前に比べてすごく減ったり増えたりしていますか？

3．日々の活動の様子。日内変動があるかどうか。

＊午前中はどのように過ごしますか？
＊午後はどのように過ごしますか？
＊家事や育児は，「大体これくらいできるだろう」と思うことができていますか。

4．気分の変化

＊何か趣味や，これをやっていれば気分転換できる，元気が出るというような
　ことをお持ちですか？
＊今はできていますか？

5．調子の悪さについての自分の判断

＊妊娠前のご自分の状態を，気分や元気や集中力も含めて大雑把に100点とす
　ると，今，どれくらいでしょうか？

面接をしているのか」については常に意識しておくとよいだろう。

　産後メンタルヘルスの領域では，助産師，保健師などの職種が詳細な精神医学的診断を下すのは難しいことも多いだろう。しかし，海外のガイドラインである NICE ガイドライン[5]では，「うつ病ではないか，不安症ではないか」というのは，どのような専門職であれ，その人に最初に出会えば，チェックしておくべきとしている。その際は，

　＊この１カ月の間に，気分が低下したり，憂うつになったり，無力感をしば
　　しば感じましたか。

　＊この１カ月の間に，何かをするときに，興味がなかったり楽しくなかった

りするのをしばしば感じましたか

という2つの質問を聞くのが役に立つとしている。もちろん，EPDSが取れれば，その得点を活用するのも良い。

上の2点の質問やEPDSは，あくまでもスクリーニング用なので，うつ病が疑われるときは，診断基準（→ p.59）に挙げられている項目を中心に，可能な範囲で確認できるとよい。精神科医の面接では，これらの診断基準をただ読み上げて答えを得るのではなく，本人との対話の中で，これらの項目があてはまるかどうかを確認していくのが普通である。**表2**に，うつ病の診断に重要な症状についての聞き方の例を挙げた。

表2の最後の質問はあくまでも本人の主観的判断だが，0点はかなり困っていることを示す。50点以下も何らかの支援や治療を要する。数値的判断があったほうが，チームの中で本人の困り感が共有できる場合も多い。数値で表すことに特に抵抗がない事例には試してみると良いだろう。

2．面接の構造

面接の構造とは，どのような場所で，何分くらい面接を行い，それに対して費用が発生するかといった問題や，その面接はそれだけで完結したものか，もしくはチームの他のスタッフにも内容を伝達する前提で行われているか，といったことである。

心理職が心理療法として実施する面接では，面接の日時や面接の長さなど構造が決まった面接が多い。毎回45分間の面接に対して，治療費をこれだけ支払うという費用面やキャンセルの仕方もほとんどの場合は決まっている。面接する本人がこのようなルールを理解していれば，今すぐカウンセラーにたくさん聞いてほしいと思っても，話す前に少し自分の中で整理したり，面接の日まで待つ習慣がつく。また逆に，何も急な相談がない週にも面接の時間があることで，平穏に見える日頃の生活を見直すこともできる。

このように，面接の構造があることは，本人が心理面に目を向けるのに役に立つといえる。

　話したいと思ったときに話す方式は，構造が決まっていないオンデマンド（要求に応じた）形式という。緊急時には必要な対応だが，話したいときに治療者に時間がなく，落ち着いた対応はできないことも多い。オンデマンドでしか対応できない事例には，何か問題が起きて面接に至る機会に，本人が日頃思っていることなどについてもしっかり聴き取ることを心がけるとよいだろう。しかし，問題が起きた後の後始末的な面接だけを頻繁に繰り返している事例では，今後本人が自分を振り返る面接ができないか検討する必要がある。

　病棟のベッドサイドで話をする場合は，面接の構造は決めにくい。新生児訪問など家庭訪問の場合も，構造はあまり意識しないことが多いと思うが，「今日は1時間ほどお話を伺いましょう」「必要な場合は次の回を設定します」ということが冒頭に伝えられていれば面接はスムーズに進む。

　話したことがその担当者だけが知っていることになるのか，チームで共有されるのかという個人情報保護の構造も非常に重要であり，これによって，本人が話す内容は変わってくる。

　例えば，新生児訪問の助産師と保健センターの保健師は情報共有するのが基本であろうが，この場合は「チームで担当しているので地区担当保健師に話をしておきます」という説明があった方が，誰がどこまで共有しているか，当事者には納得しやすい。

　虐待の疑いなどで，一度，子ども家庭支援センターが関わったケースなどは，「どうせ私の情報は全部知られているのだろうから，新たにお話することはありません」という拒否感が示される場合もある。このような場合は「すべて共有しているわけではないので，今回はこういう点について改めてお話を聞かせて下さい」と説明することが重要である。

　面接者（専門家側）が，個人の体験を話した方が親しみを持ってもらえるのではないかという意見を聞くことがある。「私も3人の子育てを経験しまして苦労しました」「義母と意見が違うと大変ですよね」などである。個人情報は出さず，面接者がこれらを話すことに特に負担を感じなければ，被面接者と最初の関係作りに役立つ場合もある。しかし，関係作りのためにこの

方法をのみを使っていると，さらに多くの個人的体験を話さなくてはならなくなる。専門職として，面接目的に合った関係作りを意識して行う場合は，個人的体験の披露だけに頼らないのが原則である。

3．面接の実際

面接の際にどのような質問をしてどのように声をかけるかという言葉のやり取りのあり方はもちろん重要である。「よい面接とは何か」を考えるとき，まずこのことを思い浮かべる人も多いだろう。

1）主訴の確認

上記の通り，面接の目的にはさまざまなものがあるので，目的に合った対話をする必要がある。まず，評価のためにはさまざまな「問いかけ」をしなくてはならないが，支援職として初対面の方に話を伺う場合は，まず「主訴」，つまりご本人が一番困っていることを確認することが重要である。「同じチームの保健師からカルテは引き継いでいるのですが，私の方からもう一度お話を聞かせて下さい。今〇〇さんが一番お困りのことは何ですか」と話しはじめれば，本人も話したい気持ちになるだろう。

同じような抑うつ症状があっても，本人が語る主訴には，「子どもの体重が増えないことに悩んでいる」「自分の体調がずっと悪くて心配だ」「夫とコミュニ―ションが取れなくて困っている」などさまざまなものがある。本人が語ってくれた困りごとを解決するためにさらに少し詳しく話を聞かせてほしい，といったスタンスで面接を進めることが重要である。

2）精神症状の確認

主訴がどのようなものであっても，その次のステップとしては，精神症状としてはどのようなものがあるかを確認する。そして，日々悪化しているか，生活や育児にどのような影響があるかを聞いていくことになる。このような情報を収集するには，適切な質問が必要である。

質問には，open-ended question（開かれた質問）と yes-no question あるいは closed question（閉じた質問）と言われる質問がある。

前者は，英語でいうと What ，How などで始まる質問で，「午前中はどの

ように過ごしていますか」「赤ちゃんが夜泣きした時はどうするのですか」など自由に回答できる質問である。回答が非常に遅かったり回りくどいなど，回答の形式からも精神状態が推測できる。

　一方，yes-no question は，文字通り「はい」「いいえ」で回答できるもので，質問としては「赤ちゃんの夜泣きは多いですか？」「ご主人は手伝ってくれますか？」などである。自分から積極的に話す気持ちがなければ，「はい」「いいえ」で終わってしまい，得られる情報量は限られるが，たたみかけるように yes-no question のみを使うと，尋問のようになってしまう。しかし，元々話すのが苦手な人，あるいはその時の病状で話すのが難しくなっている場合は，open-ended question に答えるのは負担という場合も多い。様子を見ながら 2 つの質問形式を組み合わせる。

　精神面や育児状況の評価を目的とした面接を行っているときは，このように，open-ended question を取り入れた面接をしながら，本人の置かれている状況を頭に思い描くことが重要である。「さっきの話と少し矛盾があるのでは？」「漠然としているな」と面接者が思うことは，具体的に深掘りして本人に聞いていくとよい。

4．ロールプレイ

　この項では，保健師や助産師が集まって，ロールプレイを行い，面接技術を学ぶ練習をする様子を示す。

　ロールプレイは，心理職などのトレーニングではしばしば実施される。臨床場面のロールプレイでは，専門家役，当事者役と分かれている。

　役になって話すためには，当事者役は，その事例の背景をイメージする必要がある。経験のある専門職の方が当事者役になる場合は，その方の経験から，背景は自由に設定してもよい。経験が浅い方の場合は，講師を務める人が事例情報を当事者役に渡すという方法もある。

　ロールプレイでは，専門家役と当事者役のほかに観察役を設定する。観察役は二人のやり取りを観察し，専門家役と当事者役にフィードバックする役割である。複数名が観察役となって，ロールプレイが終わった際に自由に意

見を出してもらうというフィードバック法もあるが，観察者が非常に多いと
専門家役や当事者役が緊張してしまい本来のロールプレイとは異なったもの
になってしまうこともある。

　3〜4人の小グループで，専門家役，当事者役，観察役を交代しながら体
験する方法もある。当事者には家族が付き添ってくることもあるので，場合
によってはその役を決めておいてもよいだろう。

　専門職役は，日頃の仕事と同じことをするので，ロールプレイ中は特に難
しいことはないと思うが，ロールプレイ後に，当事者を演じた人や観察して
いた人からフィードバックを得ることで，自分の癖や改善できる点が見つか
るはずである。

　一方，当事者役は，日頃自分がお話している人は専門家の言葉をこのよう
に受け止めているのだということを，実感をもって体験できる。

　忙しい現場の専門職の場合，他者の面接のやりとりに接することは少ない
かもしれない。観察役は，専門職と当事者のやりとりに耳を傾けながら，そ
れぞれにどのような考えや思いが浮かんでいるか想像してみることが重要で
ある。

　ここでは2つの場面のロールプレイについて示す。

1）子どもの体重が標準より伸びないケース

　講師（精神科医）：保健師役，母親役，観察者でロールプレイをしてみまし
　　ょう。乳児健診の後，体重の伸びが標準より低い子どものお母さんに保健
　　師が声をかけるという設定です。健診の場にいた小児科医は，お母さんは
　　疲れた様子だったと言っています。母親は山田さんという20代の女性です。
　　体重の伸びが悪い背景は，母親役の方が自由に想定していただいて結構です。

　　　保健師役：こんにちは。山田さんですね。今日は，健診でお子さん
　　　　の体重の伸びが悪い方に声をおかけしています。
　　　母親役：そんなに体重低いんですか。
　　　保健師役：体重の伸びが標準より悪いという感じですね。
　　　母親役：……計っていないし，気づきませんでした。
　　　保健師役：今，母乳ですか。

> **母親役**：はい。
>
> **保健師役**：足りていないかもしれませんね。ミルクを足すのはどうですか。
>
> **母親役**：それはちょっと……。
>
> **保健師役**：ミルクを足すのには抵抗がありますか？
>
> **母親役**：……はい。
>
> **保健師役**：母乳は母乳で続けていただいて，やはりもう少し体重を増やすには，少しミルクを足す方が良いと思うのですが，どういう点に抵抗がありますか。
>
> **母親役**：……。

講師：ではここで一旦ストップしてみましょう。観察者の方から何かコメントはありますか？

観察者：最初に，「伸びが悪い」という保健師の言葉と，母親がイメージしている「体重が低い」という認識に若干ずれがある気がしました。「伸び」は，グラフをイメージしなくてはいけないと思いますが，難しいと感じる方もいらっしゃるのかもしれません。伸びが悪くても「この時期の標準体重」の幅に入っていれば問題ないと考える人もいるのではと思いました。「伸び」の説明がこの方には必要だった気がします。

講師：なるほど。このお母さんはお子さんの体重を毎日計るタイプではないようですが，それにしても，今そんなに低いのだろうか，大丈夫じゃないのかと思っているようですからね。

保健師役：確かに，話がすれ違っている感覚はありました。その後のミルクを足す説明も，私の経験では，おおよそこの説明で納得してくださる方が多いのですが，ご本人の中に「嫌だ」という気持ちが強いと，こちらのお勧めには耳を傾けにくくなると思うので，こちらが正しいと思うことを一方的に言い続けているだけのような感覚になりますね。

母親役：私の側からもそう思いました。正しいことを言われていて，言われていることが正しいことは自分でもわかっているので，自分の意見は言っても仕方がないなという気になりました。

講師：母親役の方が，体重が伸びない背景として想定していたのはどういうことでしょうか？

母親役：できるだけ母乳育児をしたいという思いです。自然分娩，自然育児を望んでいたのに，お産が帝王切開になってしまったので，出産後はできるだけ自然な方法で育児をしたいと思っていました。でも帝王切開後，体調も悪く，夫も全然育児を手伝ってくれないので，疲れているという設定です。自分では，産後うつかもという発想はありませんが，食欲もないので，うつかもしれません。ご飯もしっかり食べていないので母乳もあまり出ないという感じをイメージしました。

講師：体重の伸びが悪いことの背景にいろいろな問題があるということですね。では，もう一度ロールプレイをしてみましょう。最初からやってみましょう。

保健師役：こんにちは。山田さんですね。地区担当保健師の田中です。今日は，健診で小児科の先生が，少し支援が必要かもしれないとおっしゃってくださった方にお声がけしています。お子さんに支援が必要な場合もありますし，場合によっては，お母様に何か区でできることがあれば，お手伝いしたいと思いますが，よろしいでしょうか。

母親役：はい。

保健師役：小児科の先生からの伝達事項は，お子さんの発育のことですね。出生時体重は問題なく，その後も体重は増えていますが，そのカーブが少し緩やかと言いますか，ゆっくりな感じだとのことです。この点，何かお気づきのことはありますか。

母親役：家で体重は計っていないので，気づきませんでした。体重は増えているんですよね。

保健師役：増えてはいますが，もう少し増えてもいいかもと小児科の先生はおっしゃっていました。お子さんは，母乳やミルクの飲みはどうでしょうか。

母親役：母乳なんですけど，ミルクと違って量を測れないから足りてるかどうかわかりません。あんまり泣かないし，それほどたくさん母乳が出ている感じもしないんで，全体としては足りないのかもしれません。

保健師役：あまり母乳が出ていないかもしれないと感じていらっし

　ゃるのですね。

母親役：どれくらいが普通かわかりませんが，私は最近食欲がなく
　てあまり食べてないから，ちゃんとした量が出てないかもです。

保健師役：育児で体力が必要な時期に食欲がないのはつらいですね。
　いつ頃からですか。

母親役：出産後 1 カ月くらいからかな。なんか疲労が蓄積してきた
　感じです。夫は出張も多くて，完全にワンオペ育児なんで……。

保健師役：そうなんですね。どなたか育児を手伝ってくださる方は
　いらっしゃいますか。

母親役：実家の母はもう亡くなっています。夫の母は，言えば手伝
　ってくれるかもしれないけど，子どもを 4 人完全母乳で育ててい
　て，子育てに自信満々な方なので，ちょっと気後れします……。

保健師役：そうですか。ではそのあたりはお手伝いできないか考え
　ていきたいと思います。母乳の話に戻りますが，ミルクを足そう
　かと思われたことはありますか？　それともお子さんがあまり泣
　かないとすると，これまで足そうかと考えるような場面もあまり
　なかったでしょうか。

母親役：あまり母乳も出ないのに，というか，出ないから，飲ませ
　ようと格闘している時間が長いので，ますます疲労している気が
　します。ミルクの方が良いかなと思うこともありますが，帝王切
　開になってしまったことをすごく後悔しているので，これくらい
　は頑張らないと，母親失格なんではと思ってしまいます。

保健師役：なるほど，そのようにお考えなのですね。

講師：一旦ここでストップして見ましょう。保健師役として今回心がけたの
　はどのようなことですか。

保健師役：お子さんの体重が問題になっているけれども，何でもご相談に応
　じますというスタンスで話しました。

母親役：何が問題か，最初は自分では意識してなかったですが，体重が増え
　ていないことに絞った話ではなかったので，何を話しても良いのかなと前
　より少し気が楽でした。

観察者：今回は，保健師から共感する言葉も多かった気がしました。

保健師役：最初はお子さんの体重を何とかしなければと気負っていましたが，今回はどんな話が出てくるかわからないのでオープンな気持ちで，なるほどそうなのかと若干余裕をもってお話を聞けた気がします。

講師：この方に今必要なのはどのような支援かは，この後の対話で明らかになってくると思いますが，導入のところでここまでお話ができていれば，この後のお話はスムーズだと思います。母乳が出にくいのはお母さんの疲労感に関係することがつなげられたので，母親側も「母乳が足りないのを責められるのでは」と思わずに話ができると思います。体重の問題だけに絞らず全体を見るというのがポイントでしょう。

2）EPDSが高得点だったため，訪問したケース

講師（精神科医）：次は，新生児訪問でエジンバラ産後うつ病質問票（EPDS）を実施している自治体でのケースです。16点という高得点だったために，助産師が訪問した，という設定です。新生児訪問ですので，家庭でお話しているという設定です。母親は30代の鈴木さんです。今回の新生児訪問の対象は第2子です。

助産師役：このアンケートは，お母様方の産後のお気持ちをお聞きするものですが，少し点数が高いようです。

母親役：疲れてるんで，高く出たかもしれません……。

助産師役：疲れていらっしゃるんですね。

母親役：今日はこの訪問があるから，旦那が上の子を一時保育に連れて行ってくれましたが，いつもは一人で2人みてます。

助産師役：一過性のお疲れかもしれませんが，保健センターでは精神科の治療もご紹介できます。保健センターと連携している，産後メンタルヘルスに詳しい精神科の先生もいます。

母親役：精神科は，昔行ったことがあって。良い思い出がないんで，行かないと思います。

助産師役：そうですか。では，何かありましたら乳児健診のときにまた保健師にお話しください。

講師：一旦ここで止めましょう。助産師役の方，いかがでしょうか。

助産師役：16点というと，かなり高いと思いました。雰囲気からは明らかにうつという感じではないので，かえって誰も気づかず危険なのではと思って，少し焦ってしまいました。

観察者：確かに，精神科の話が急に出てきた感じはありますね。「疲れている」と言っているので，このあたりから少し発展させていければ良かった気もします。

母親役：精神科＝薬物療法と思って，嫌だと反射的に言ってしまいましたが，自分も困ってはいるので，相談に乗ってくれるところがあれば行くかもしれません。乳児健診のときは，話すかもと思いました。

助産師役：焦らないためには，「高得点」＝「精神科で薬物療法」以外の支援のイメージを持っておくのが大事だと思いました。

講師：この方は，最終的には精神科治療がお役に立てる方のようにも思いますが，治療の入り口の部分では，もう少し広く背景を聞けるといいですね。新生児訪問の段階で，保健師と連携していることが示せたのは，よかったと思います。では，「精神科に行きましょう」の前にもう少しお話することを目指して，もう一度やってみましょう。

助産師役：このアンケートは，お母様方の産後のお気持ちをお聞きするものですが，少し点数が高いようですね。このような場合，産後の一過性の疲れのこともありますし，何かこちらでお手伝いした方が，育児がうまく進むこともあります。アンケートに回答してみていかがでしたか。

母親役：疲れてるんで，高く出たかもしれません。以前精神科に通ったことがあって，こういうアンケートみたいなのは何回かやったことがありました。ここに丸をつけると点数が高く出て，後でお話があるんだろうなとは思ってました。

助産師役：アンケートは10個の質問しかありません。高めに点数が出る方は，この質問にはないような，さまざまなことに困っていらっしゃっていることも多いのですが，今，鈴木さんご自身が一番困っていらっしゃることはどのようなことですか。

母親役：いろいろあるけど，一番といえば，疲れやすいことですね。

助産師：疲れは強く自覚していらっしゃるのですね。

母親役：はい。今日はこの訪問があるから，旦那が上の子を一時保

育に連れて行ってくれましたが，いつもは一人で2人分見てます。

助産師役：精神科に通われたこともあるとのことでしたが，その当時の状況と今は同じような感じでしょうか。

母親役：精神科に行ったのは，会社勤めをしていた5年前くらいのことですね。その頃は，食欲もなかったけど，今は食べられているから，今の方が軽いといえば軽いです。でも疲労感は今の方が強いかな。当時は仕事を休んだけど，今は家事育児は何とか少しずつやってますし。でも休めないから，というか，動けているから疲労がたまるって感じです。

助産師役：当時はどのような治療を受けましたか。

母親役：その先生は薬だけでした。薬を飲むと結構だるくなって，仕事を休んでたから寝てましたが，なんか時間の無駄な気がして，治療はやめました。結局仕事もやめて，しばらく休んでいたら治ったって感じです。

助産師役：では，今は当時よりは症状は軽いし，治療，特に薬物療法は希望なさらないということでしょうか。

母親役：もうちょっと眠れると良い感じになるかなと思うし，副作用のない薬なら考えなくもないけど，そんな薬ありますかね。カウンセリングとかの方が良いのかな。2人の子どもの世話で疲労困憊してるんで，何歳になったら少しラクになるよとか，薬より希望を持てる話の方が効くんじゃないかと思います。

助産師役：再来月，乳児健診がありますので，そこでゆっくりご相談できます。担当保健師には話をしておきますので，それまでの間でもお困りの時はいつでもお電話をください。

講師：ではここで止めて見ましょう。今回は，このお母さんの病歴についてもお話ができましたね。

母親役：今回は，「本当はいろいろ話したい」という気持ちを出してみました。一番困っていることは何かを冒頭に聞いていただいたし，開かれた質問オープンクエスチョン（→ p.176参照）でも質問していただいたので，話せたという感じです。

助産師役：今回は，自分の中でイメージを膨らませながら聞けました。何と

　　なく病歴がある方は産後が一番ひどい状態になる，と思い込んでいました
　　が，以前の方がひどいというパターンがあることに改めて気づきました。
　　前よりは良いから，今回は治療しなくても良いと思う方もいるのですね。
　講師：そうですね。病歴がある場合，以前の方が大変だったということは珍
　　しくありません。以前どのように対処したかは，今の対処法の選択に影響
　　するので，聴き取ることは重要です。
　観察者：「EPDS が高得点＝精神科領域，精神科に行きなさい」ではなくて，
　　今回は，助産師さんがメンタルヘルスに関する問題もわかっている感じだ
　　ったので，お母さんも，今後の治療内容についても話せるという感じにな
　　っている気がしました。
　講師：そうですね。勧める治療については，当然ながら質問が出ることもあ
　　りますし，イメージを持っておくことは大事だと思います。

　「どのような声かけをするのがいいでしょうか？」という質問をしばしば
受けるが，これらのロールプレイから，「このセリフを言うと良い」という
決まった声かけの正解はないことが見ていただけたかと思う。
　面接目標や面接の構造を意識し（p.172），開かれた質問と閉じた質問の
両方を使って，その当事者が困っていることとその背景を聴きとれるのが
よい面接である。傾聴だけの面接は望ましくないことは述べたが（p.172），
ロールプレイの際には傾聴を中心として進め，どのような点に困難があるか
確認してみるとよいだろう。
　もし，心理職などロールプレイに慣れた職種の協力が得られたら，日頃ロ
ールプレイをする機会が少ない職種の方々は，試していただくと良いと思う。
ロールプレイに参加する面接者，当事者，観察者に加えてそれを見る人が2
～3人いるのは構わないが，その人数が集まればもう1つグループ作って実
践してみる方が良いだろう。

コラム7 地域での「面接」では何ができるか

　心理面の面接イコール，「つらい気持ちを吐き出すこと」と思われていることがよくある。「親と子の相談室」の利用者にも，「話を聞いてもらってすっきりしようかな」と，マッサージや整体のようなイメージで来られる方もいらっしゃる。「吐き出してすっきり」は，心理学用語ではカタルシスと呼ばれ，「誰にも言えなかった思いを話せて気が楽になる」ことはもちろんある。しかし，心理的面接では，「話してすっきり」だけでなく，1回の面接であっても，ご本人の「自己理解」を促すことも重視している。例えば，産後の不調を経験して，これまでも「ノーと言えずに何でも抱え込む」という傾向があったこと，産後はこの方法では対応しきれないことなどに気付けば，その後の人生にも役に立つだろう。

　このような洞察のためには，面接は落ち着いた環境で行うのが理想である。しかし現実には，新生児訪問など家庭訪問での面接では，手伝いに来ている母親や在宅で仕事中の夫が同じ部屋にいるなど，自分の心理に集中できないこともある。第2子以降の場合は，第1子への対応に気を取られることもある。このような場合は，また後日保健センターで話をする機会を設定するなどして，その場はむしろ，ご家族の話を聞いたり，家の様子を把握する方が良いだろう。

　家の様子の把握はとても重要である。同じような抑うつ得点でも，全く家が片付いていない場合と，片付き過ぎている場合があったりする。全く片付いていなくて子どもが怪我をしそうな場合は，それに対する指導が必要である。うつであっても片付け最優先という「こだわり」がある場合は，本人は疲弊していたり，上の子が少しでも散らかすと叩くなどの行動がありこちらの指導が必要なこともある。

　精神科医の診察室では家の状況まで把握できないことが多いので，保健師の家庭訪問などからこれらの情報が共有できれば，より良い支援ができる。

5．精神科医以外の職種が精神疾患について聴きとる意味

　海外の産後メンタルヘルス支援をする際のガイドラインである NICE では，「産褥精神病」「産後うつ病」には治療を勧めるべきという明確な方針があるので，精神科医でなくでも，これらの病理が見られるかどうかは「確認しなくてはならない」という方針が明確に示されている。精神科医以外の職種でも，これらの役割を踏まえて，すでにトレーニングの段階で，これらへの対応は訓練されている。日本では，精神科関連の職種でない立場で，精神科の病歴を聞いてよいか，今ひとつ自信がもてないという場合が多いだろう。精神科以外の診療の場で，メンタルヘルスの既往等について聞く場合は，NICE の 2 つ目の質問のように，メンタル面で治療を受けたことがあるか，治療を受けたいと思った状況に陥ったことがあるかをまず聞き，そこから内容を確認していく方がよいだろう。例えば，最初の導入としては，

　　「産後，メンタル面で調子を崩す方が少なくないと言われています。あなたにはまったく当てはまらないかもしれませんが，もしそのようなご心配があれば，ご出産前にご相談しておきたいことがいくつかありますので，少し聞かせて下さい」

というふうに声をかけることにすれば，聞く方も聞かれた方も，あまり負担にはならないだろう。その上で，「あなたは，これまでに，精神科，心療内科，カウンセリングなどにかかったことがありますか」「どのような病状でしたか」「病名についてはどのような説明を受けましたか」「どんな治療を受けましたか」と確認する。症状があっても未治療の人も多いので，「精神科，心療内科，カウンセリングの受診はしなかったが，メンタルな問題があったとか，本当は相談した方がよかったと自分で思う時期がありますか」と聞くのもよい。

　最終的に精神科の診断を下すのは，精神科医の仕事であるが，精神科医の診察を進めるプロセスの中で上記のような，そして 2 つ目のロールプレイの後半に示したようなやり取りがあった方が当事者には受診の納得が得られや

すいだろう。

文　献

1 ） Cox J, Holden JM, Sagovsky R：Detection of postnatal depression development of the 10-item Edinburgh Postnatal Depression Scale. British Journal of Psychiatry, 150: 782-786, 1987.

2 ） 福内恵子，神楽岡澄，西園マーハ文他編：保健センターにおける妊産婦のメンタルヘルス支援と子どもの虐待予防活動—「親と子の相談室」10年間の活動報告．新宿区健康部，2010.

3 ） 小嶋由紀，浦山京子，西園文他：「新宿区親と子の相談室」事業について〈第 1 報〉—3 ～ 4 カ月児健診でのメンタルヘルスアンケートの導入．第105回東京都衛生局学会，2001.

4 ） 宮戸美樹，大塚由希：心理職の立場から．In 福内恵子，神楽岡澄，西園マーハ文他編：保健センターにおける妊産婦のメンタルヘルス支援と子どもの虐待予防活動—「親と子の相談室」10年間の活動報告．pp.28-36，新宿区健康部，2010.

5 ） National Institute for Health and Clinical Excellence: NICE Clinical Guideline 45: Antenatal and postnatal mental health: Clinical management and service guidance (Issue date: February 2007, reissued April 2007).

6 ） National Institute for Health and Clinical Excellence：http://www.nice.org.uk/nicemedia/live/11004/30433/30433.pdf.［NICE ガイドライン］

7 ） National Institute for Health and Clinical Excellence：http://www.nice.org.uk/nicemedia/live/11004/30431/30431.pdf.［より詳しいフルガイドライン］

8 ） 西園マーハ文：地域における精神病理の理解：産後メンタルヘルスの支援活動から社会精神医学を考える．日本社会精神医学雑誌，19: 84-90，2010.

9 ） 笠真由美，山川博之，西園文他：メンタルヘルス質問票結果からみえた乳幼児健診の新たな役割—母子保健分野における母親の精神的支援のあり方．第106回東京都保健医療学会，2002.

10） 西園マーハ文：面接の方法を学ぶ—傾聴だけではない積極的な面接法．対人援助職のための精神医学講座．p.182～198．誠信書房，2020.

11） 白髪いづみ，桜庭みちゑ，西園文他：「新宿区親と子の相談室」事業について〈第 3 報〉．第106回東京都保健医療学会，2002.

12） 田中美紀，桜庭みちゑ，西園文他：「新宿区親と子の相談室」事業について〈第 2 報〉—実施状況のまとめ．第105回東京都衛生局学会，2001.

13） 吉田敬子：母子と家族への支援—妊娠と出産の精神医学．pp.63-64，金剛出版，2000.

第6章　多職種による連携，当事者との連携

I　多職種連携とは

　多職種連携や協働という言葉はよく知られている。さまざまな職種間に矢印が双方向に伸びた図などはよく目にするものである。しかし，実際には多職種連携にはさまざまな側面がある。

　「各職種の特徴を生かして連携」という抽象的な言葉でまとめるのは簡単だが，現場では，病状の理解や見立て，治療・支援方針などがかなり異なり，同じ職種でも，専門や学派によって，支援方針が異なる場合もある。他の職種と話すまで，自分の職種の特徴や偏りが見えないという場合もあるので，他職種との積極的な対話は重要である。

　図1に，筆者らが都心の保健センターで実施している，産後メンタルヘルスの支援に関わる職種と相互の関係を示す。これが理想型ではないが，これをひとつの題材に考えてみたい。

1．保健師の役割

　まず，この支援活動は，保健センター内で実施しているので，中心の職種は保健師である。第5章で示したように，筆者らのシステムでは，乳児健診がスタートとなる。保健師は，メンタルヘルスの支援活動の第1段階として，乳児健診でEPDSを採点し，その点数を見ながら面接を行う。そして，専門家的支援が必要かどうかを判断する。

　保健師の日々の活動としては，電話連絡や家庭訪問をしながら，育児支援に関する資源を提供したり，情報を伝えたりする。地区担当制になっている

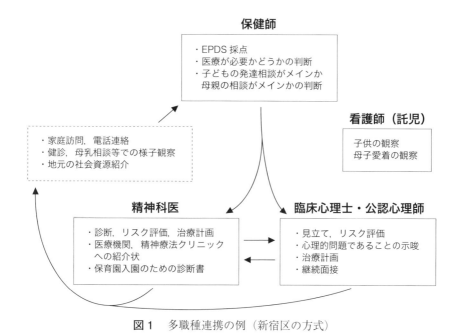

図1　多職種連携の例（新宿区の方式）

場合は，家庭訪問などが実施しやすい。育児に関連して，家庭訪問という手段があるのは，保健師の強みである。健診や各種事業に来ない母親については，家庭訪問を積極的に活用する。

2．新生児訪問を行う人の役割

　新生児訪問を行うのは，地区担当保健師以外の「委託の人材」が多いだろう。職種としては助産師が多い。新生児訪問は家庭で行うので，乳児健診の場以上に，育児状況を直接的に観察できる。

　子どもに対する「ネグレクト」という概念はよく知られているが，新生児訪問の場では，衛生面，安全面で育児環境のネグレクトと思われる状況が発見できる。例えば極度に乱雑，不潔だったり，多くの人が狭い場所に同居しているなどである。極度な乱雑，不潔は精神症状を反映することも多い。保健センターの常勤でない人が訪問する場合が多いため，地区担当保健師への

連絡を確実に行うことが重要である。

3．精神科医の役割

　第5章で示したように，筆者らのもつ相談システムの中では，精神科医の役割は，まず面接する母親の診断や危険度，支援の緊急度の判断を行うことである。診断や危険性についての判断は，システムの中の他職種の人々にきちんと理解できるように伝達する必要がある。

　本人にも，単に診断名を伝えるだけというのではなく，本人が納得し，支援を受けることの抵抗が減る形で伝えることが重要である。

　直接母親の面接を実施する以外に，保健師が関与しているケースに対し，精神医学的な立場から，アドバイスを与えるのも重要な役割である。

4．臨床心理士・公認心理師の役割

　臨床心理士，公認心理師も，面接を行って，見立てや現在の危険性の評価を行う。本人の訴えが，「育児不安」であっても，うつ病で薬物療法を必要とする場合もあるので（第3章 III-3），うつ病である可能性は念頭に置いて面接を行う。

　本人が陥っている状態が，心理的問題であり，心理的に解決する可能性があることを示す。

　多職種連携の中では保健師の役割と重なる部分もある。両方が関わる場合は，育児上の具体的アドバイスや各種サービスの紹介は保健師，不安への対応や対人関係などについては臨床心理士・公認心理師というように分担した方がよいだろう。

5．託児担当者の役割

　筆者らの支援システムでは，面接時間中，託児を行う。託児は看護師が主に行っている。託児の部屋に連れて来られたとき，母親が面接室に向かうとき，託児中，また面接室から母親が戻ってきたときの子どもの様子から，愛着行動ができているかどうかが観察される。

また，子どもの様子を見れば，ネグレクト状態かどうかが推測できる。

II　職種間の違い・背後にある考え方の違い

　多職種連携をする場合，職種によって，見立てや支援の実践には違いがある。保健師が家庭訪問をするのは，日常的な業務であるが，精神療法担当の臨床心理士・公認心理師が家庭訪問をすることはまずない。目の前の問題の理解の方法も異なる。

　もちろん職種が違っても，共通点も多く，母親の問題について，いろいろな職種の人から，結局は同じようなアドバイスを受けることを休験し，自分の治療の必要性を納得する場合も多い。

　治療者が複数いる場合，よく知られる問題として，スプリッティング（分裂）と呼ばれる現象がある。これは，当事者が，ある治療者と，別の治療者に違う面を見せるという現象である。職種に応じて，相談内容が異なるのは当然のことだが，スプリッティングは，当事者が人によって違う面を見せることにより，職種同士が敵対してしまう結果になるような状況を指し，チーム医療の現場ではしばしば見られる現象である。

　例えば，当事者が，「○○先生にはこのことは言わないで」と言ったり，「看護師の○○さんは怖い」ともうひとりの看護師に言ったりする。当事者が，「頼れる」対象と，「甘えられない，弱みを見せない」対象とを分けてしまっているという心理によるものだが，それに直面した支援者側が，「看護師の○○さんは何もわかっていない。私の方が，この患者さんのことを理解している」という競争心が増長されてしまうことがある。「医者はいつもこう」「心理職はいつもこう」というような，お互いの職種に関するステレオタイプな理解もスプリッティングを助長する。

　多職種が関わる場面では，このような現象が起きる可能性があることを念頭に置き，できるだけ混乱を少なくする必要がある。そのためには，支援の目標，治療目標を関わる人全員が共有しておくことが重要である。

　近年は，個人情報の保護も重要視されているので，支援者だけが本人の了

解なしに情報交換するのは難しく，了解なしに得た情報は活用しにくい。目指す方向性，誰がどのような役割で関わっているかについては当事者もきちんと理解し，一緒に問題解決をしていく姿勢が重要である。

　多くの人は，産後，精神的不調に陥ると，「なぜ元気が出ないのか」「これは私の性格のせいなのか」「これは私の弱さのせいなのか」「子育てに向いてないせいなのか」など，「なぜか」を追求する。また，「なぜ」を追求しないまでも，「今の具合の悪さは，何なのか」「うつ病なのか」「体が壊れているのか」といった「何が起きているのか」は知りたいと思う場合がほとんどである。これらを何も知りたいと思わず，「元気がないから，元気が出る薬をほしい」という，「即効対症療法」のような要求は稀である。

　出産後は，このような「なぜ」「何が起きているのか」を知りたい人が多いように思われる。子どもへの責任，周囲からは幸福なはずだと期待される時期の不調への違和感，子育てに対する自信喪失，自己イメージの揺らぎなどが重なり，より内省的になる面があるかもしれない。

　ここで，当事者から見て，「なぜ」「何が起きているのか」に関する考え方が職種によって違う，と感じられてしまうと，当事者は混乱してしまうだろう。お互いの職種の背景にある理論の部分は，日頃はわざわざ議論しないだろうが，それぞれの職種の活動を理解にするには重要である。これらの理解は，互いに完全に矛盾するものではなく，相補える部分も大きい。「このような見方もできる」という視点を複数もっていた方が，対応方法は豊かになる。

　表 1 に，産後メンタルヘルスに関わるさまざまな職種が，産後のメンタル面での不調をこのように理解するという「モデル」のいくつかを示した。これらの理解のモデルと職種は必ずしも 1 対 1 対応ではない。精神科医は「精神医学モデル」で，産後の不調を理解しようとするが，臨床心理士・公認心理師や保健師も，症例によっては，同じような理解の仕方をする場合もある。当事者においても，ライフイベントやうつになりやすい体質など，精神医学的考え方に違和感がない場合もある。「臨床心理学モデル」は，臨床心理士・公認心理師のよって立つところであるが，精神科医の中にも母子の

領域ではこのような理解をする場合もある。臨床心理士・公認心理師の中に
も，細かく見ればさらにさまざまな学派がある。「虐待防止モデル」は，虐

表1　産後の不調を理解するさまざまなモデル

	精神医学モデル	臨床心理学モデル	母子保健モデル	虐待防止モデル
背景にある考え方, 理論	生物学的脆弱性, ライフイベントを含めた多因子による発症を想定	生育歴, 親子関係を重視（精神分析学, 乳幼児精神医学, 発達心理学）	母親が, 子どもの発育のためによい環境を提供することを重視	生育歴, 親子関係を重視（虐待連鎖の理論）
問題を理解するキーワード	産褥精神病, 産後うつ病, その他精神疾患	愛着の形成, 情緒調律, 母子関係	母子保健, 健やかな成長	虐待連鎖, アダルトチルドレン
関わる職種	精神科医	臨床心理士	保健師, 助産師, 一部小児科医	保健師, ソーシャルワーカー
治療・支援のキーワード, 得意分野	休養, 薬物療法	構造化された心理面接	家庭訪問, 母子双方にアプローチ可（保健師, 助産師の場合）	グループワーク, エンパワーメント
他の職種から見てわかりにくい点, 当事者から疑問をもたれやすい点	*診断名を使うと深刻すぎる印象になってしまう *誰が診断を下すのか *薬物療法以外の支援が不十分（「薬の切れ目が支援の切れ目」）になりやすい *母乳育児中は, 薬物療法が中止されることが多く, その結果, 治療中断になりやすい	*症状が軽減するのには時間がかかる *治療は経済的に負担 *治療を始めると症状が悪くなるように見えることがある *治療の方法, 治療内容が他の職種にわかりにくい	*健診の場でどれだけメンタル面にアプローチできるか	*過去の自分の生育歴の影響を重く考えすぎるのではないか *グループになじめない人にはどうするか

待や嗜癖行動に取り組むソーシャルワーカーが実践してきたものだが，母子
保健領域では，保健師にも取り入れられている考え方である。

　それぞれのモデルの特徴について考えてみる。

III　精神医学モデル

　精神医学では，産後の不調の成り立ちをどのようにとらえるだろうか。

　もちろん，産後の不調が産褥精神病か，うつ病か，抑うつ状態かによって
異なるが，精神医学の考え方の特徴としては，生物学的基盤，ライフイベン
ト，本人の病前性格などいくつかの因子が複合的に――例えば「うつ病」と
いう疾患を――起こすと考える。

　産後以外の時期の精神疾患についてもそうであるが，生物学的基盤につい
ては，さまざまな研究が行われている。しかし，今のところ，血液検査や遺
伝子検査をして，発症しそうな人を事前に知り，発症を予防するところまで
は発達していない。しかし，いまだこのような「ブラックボックス」的な面
があるにしても，何らかの生物学的基盤を想定するかどうかで対応は違って
くる。例えば，心理的なストレスによるうつ病なので心理的な癒しをしなく
てはいけないと考えるより，きっかけは心理的なものでも，「うつ病」の状
態になっていれば，薬物療法も効くかもしれないという考え方もあった方が，
治療の選択肢が広がるからだ。

　産後の時期は，妊娠，出産によるホルモンの変化があるのは，当事者にも
よく知られている。「これらの変化に敏感な人が心理的ストレスを受けると
うつになりやすい」という説明は，産後以外の時期よりも受け入れやすい。

　また，ライフイベントの理解は重要である。精神医学では，「引っ越しう
つ病」「昇進うつ病」など，ひとつのライフイベントでもうつ病が生じる。
産後は，ライフイベントが非常に重なりやすい時期である。**表2**に，妊娠
出産に伴って観察されやすいライフイベントを示した。「いろいろ重なって
……」という人は多いが，ライフイベントとしてあらためて数えると，4つ
も5つもあることは珍しくない。

表2　妊娠や出産に伴いやすいライフイベント

1．妊娠・出産をきっかけとするライフイベント

　　結婚（入籍）
　　離婚
　　離職
　　転職
　　仕事内容の大きな変化
　　退学
　　転居
　　親世代との同居
　　経済面での劇的な変化
　　妊娠中の入院

2．直接の関係はないが，頻度の高いもの

　　近親者の入院
　　近親者の死亡
　　上の子どもの入園入学
　　夫の転職，転勤

　この表には妊娠出産そのものは挙げていないが，いわゆる「できちゃった婚」では，妊娠そのものが予想外の困った出来事であることも多く，妊娠，結婚，出産，離婚が短期間に起きて，抑うつ的になるというような場合もある。

　図2は，都内の保健センターで3歳児健診に来た母親たちに妊娠後，妊娠出産以外のライフイベントがどれくらいあったか，またそれに対して対応できたかどうかを聞いた結果である。

　69％の母親が，妊娠出産以外のライフイベントがあったと答えたが，イベント3つまでは珍しくないのがわかる。イベントの数が多いものは，負担を感じた方が感じないより多い。産後抑うつ的になって，「育児能力がないのではないか」と自信を失っている母親には「ライフイベントひとつでも，うつ病になるのだから，あなたの場合，こんなに重なっていれば，うつ的になるのは不思議ではない」という説明をすれば，受け入れられる場合が多く，「やはり少し休養した方がよいかもしれない」「うつ病として治療を受けてみ

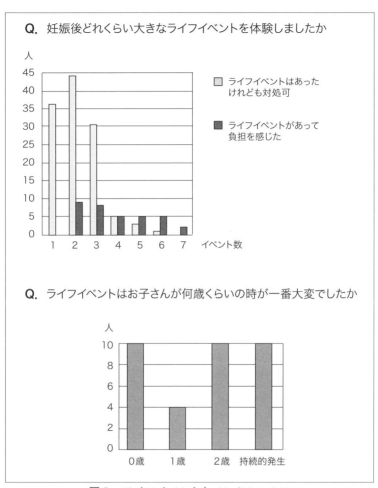

図2　ライフイベントとメンタルヘルス

ようか」という方向に動きやすい。

　図2にもあるように，ライフイベントは，子どもがゼロ歳の間，つまり出産後1年間に重なりのピークがひとつある。本人には，乳児期は，自分では避けられないライフイベントが多くて無力感が強まる時期であることをよく説明する。なかには，常にライフイベントが起きているという人もいる。こ

の場合，パーソナリティ症に伴う不安定な人間関係や衝動的な転職など，イベントひとつひとつ以上に，本人や夫（パートナー）の性格傾向の方が問題といえるだろう。

　近年は，ライフイベントが起きやすいのも生物学的に基盤のある体質のようなものという考え方もある。コーピング能力が低下しやすい子育て中に，あまり不安定性が強いと，さらにライフイベントが増えがちである。かなり意識的に，生活を少し規則的にルーチン化し，安定した部分を作るよう支援する必要がある。

　精神医学モデルの考え方は，本人が休養をとりやすくするのに役立ち，不調の原因についてもバランスよい考え方ができる。しかし，「診断名」が下されるということには抵抗感をもつ人も少なくない。「産褥精神病」というような診断名は，言葉の響きからも非常に重症という印象を与えてしまう。

　また，薬物療法については，産後の母親で好む人は少ない。正式な診断名そのものを使用しなくても，薬物療法がきちんと行われる方法があればそれを検討すること，薬物療法以外の治療法も充実されることなどが今後はポイントとなるだろう。

IV　臨床心理学モデル

　臨床心理学，精神療法，カウンセリングの分野にはさまざまな学派がある。これらに共通しているのは，精神面の不調は心理的成り立ちで理解できる部分が多いこと，また，心理的支援で改善することが多いという考え方である。臨床心理学の分野では，次のような理論がよく知られており，当事者の理解に活用されている。また，精神科医の中にも，母子の領域や親子関係については臨床心理学モデルを取り入れている場合もある。

1．愛着理論

　子どもが健康に発達するためには，親あるいは親に代わる養育者と安定した愛着関係をもっていることが必要だとする理論である。養育者との間で愛

着関係がきちんとできていれば，子どもは安心感をもち，そこから探索行動をしたり，さまざまな活動に集中するなど発展していくことができるという。

　ジョン・ボウルビィがこの理論を代表する初期の学者であるが，ボウルビィは，当時の孤児院など施設で集団管理的な育ち方をした場合の問題点を観察した[1]。その後，愛着理論は，さらに発展し，不安を惹起させられる状況で子どもがどのように行動するかを観察するストレンジ・シチュエーションstrange situation 法などの実験なども行われるようになった。これは，子どもを母親と引き離し，しばらく知らない人と過ごした後，また再会するという実験状況の中で，子どもがどのようにふるまうかを見たものである。

　一番健康なパターンとされているのは，母親と離れる前にも周囲に興味をもっていて，母親と引き離されたときに若干不安気味であっても，パニックを起こすほどの不安には至らずに遊びを継続でき，母親と再会したときには喜んで母親の方へ行き接触して，安心したらまた次の遊びができるというタイプである。多くの子どもはこのように行動する。

　なかには，母親がいなくなっても何の変化もなく，再会しても特に母親に興味を示さず独り遊びをしている子どももいる。また，分離するときに激しく泣き，その後まったく遊べなくなってしまい，再会しても泣くばかりで母親を見ても安心できないタイプもいる。後の2つのタイプは，集団の中に入っても適応が難しいタイプである。これらの不適応的なタイプが，子ども自身の発達の問題によるのか，母親側の声かけや接触が少なすぎたり，子どもを混乱させる接し方によるものかなどは，よく観察して判断し，支援に役立てる必要がある。

　思春期以降の年齢の人々に，自分が育てられた養育環境について振り返り，過去の愛着行動がどのような質であったかについて推測する質問紙もある（Parental Bonding Instrument：PBI）[5,8]。本人の主観が入った回顧的な判断であるが，この質問紙のスコアは，思春期以降の抑うつなどさまざまな精神症状と関連することが指摘されている。この質問紙では，親からのケアがきちんと行われていたかどうか，過干渉か子どもの自主性を重んじていたかという2つの軸を使って，養育環境を判断する。

　この質問紙の背景にある，親が自分の親との間にもつ愛着関係が，現在の子育てにも影響し，うつの発生にも影響するという考え方もよく知られている[2,7]。

2．その他の発達に関する理論

　子どもの発達を扱う発達心理学の領域にはさまざまな理論がある。ここでは，治療や支援に活用される，母親と子どもの関係性と発達の関係を見る理論について，簡単に紹介する。これらはほとんど精神分析学を基礎にしている。例えば，マーガレット・マーラーの分離・個体化の理論[3]は発達理論の世界では知られているが，これは，出生直後の母子は，心理的には共生状態にあること，そして，その後の分離・個体化の時期が重要であり，子どもは，この時期に初めて心理的誕生を遂げるのだという考え方である。

　スターンの「情動調律」という概念[6]もよく知られている。これは，母親が子どもの情動に自分の情動を合わせて行く機能を重視するもので，この機能が低い母親の子どもは不安が高い状態が続き，安定した発達が難しくなるとされている。いずれも，安心して一体化している状態から，母親が子どもの情動を適切に読み取って初めて，親とは独立した存在として子どもの心が健康に育っていくと考える。母乳を与える，家中を清潔にする，手作りで離乳食を作る，など自分が手を動かす世話の部分だけに熱心な母親は，子どもの情緒を読み取り，自分の情緒をチューニングする，共感するという視点は，非常に重要である。

　子どもと母親との関係性については，ドナルド・ウィニコットの理論[9]もよく知られている。ウィニコットは，小児科医であり精神分析家であった。理論家でもあるが，長年の小児臨床や育児相談の体験から，子どもを育てる人（々）の「ホールディング」（抱っこする，抱える）機能が重要であることを示した。また，「ほどよい母親 good enough mother」という概念もよく知られている。完璧育児を目指すべきだと考える母親の支援には有用な概念である。

3．母親の病理の理解

　以上は子どもの発達の理解の理論であるが，臨床心理学の分野では，母親に対して，生育歴を精神力動論的に理解しながら支援していくことが多い。精神力動論では，幼少期の親子関係の葛藤がその人の人格を形作ると考える。目の前の子どもと子どもへの対応だけに焦点を当てるのではなく，母親のもつ対象関係や母親自身の生育歴を検討する。母親の中で，自分の親との間で未解決の問題が，子育てを通じて現れていると思われるような場合に「世代間伝達」という用語が用いられることもある。

　臨床心理学のモデルは，心理的アプローチを好む対象にとっては，かなり原因にさかのぼって治療するため，その場の不安をしのぐ治療よりは好まれる場合も多い。しかし，治療が経済的に負担だったり，目に見える変化が起きるまでには時間がかかるなど，周囲の理解が得られないことも稀でない。

　治療者には，現実的な支援をどれだけ行うか，今どこまで問題を掘り下げて治療するかという判断をいつも求められるといえるだろう。

4．連携の課題

　表1に示したように，臨床心理士・公認心理師の本格的な治療は，他の職種にはわかりにくい面もある。心の秘密を話す治療なので，守秘義務が固く守られている場合が多いことに由来するが，守秘義務を重視しすぎて，連携ができないことにはならないようにする必要がある。チームで仕事をするときは，話の詳細は他職種に話さないまでも，今このようなテーマが話題になっていて，こういうときに不安になりやすいかもしれない，という程度の情報は共有しておく方がよいだろう。本人にも，チームと，この範囲で情報共有していることを説明しておく方がよい。

　また，臨床心理士・公認心理師との治療の中では，時に，母親の不安が強まったり症状が悪くなるように見える時期がある。これは本人の不安への対応法が変わりはじめた証拠であって，治療が進んでいるサインである場合も多い。このようなプロセスがあることは，他職種に共有されておくとよいだろう。

V　虐待防止モデル

　虐待防止の観点からの支援は，理論的にも実践的にも，アルコール依存，過食症，アダルトチルドレンなどの嗜癖モデルに近い。

　このモデルでは，自分の生きにくさの原因として，生育歴を重視することが多い。生育歴の中では，養育者が自己愛的で子どもに関心がなかったために，ネグレクトされて育っていたり，逆に，自分の思い通りに育てようと支配的で，過干渉すぎたことなどが問題になる。このような養育では，子ども時代にのびのびと自然にふるまうことを制限され，周囲の顔色を見ながら育つ傾向にある。過剰適応の状態で子ども時代を過ごすと，思春期以降，自分のあり方，生き方に混乱が生じる。そして，この混乱，不安，自己価値観の低さなどを，アルコール，過食などで解消しようとすると，嗜癖的になってしまうという考え方である。

　不安や不満を感じたときに人に相談したり話をして解決するのではなく，飲酒に走る，過食に走るといった行動を繰り返すので，人間関係は深まりにくい。嗜癖モデルでは，虐待を受けて育った人の人間関係の質も，たとえ，アルコールや過食などの狭義の嗜癖が見られない場合でも，上記のような特徴をもつと考えられている。人前では常に緊張して，自分のよい面だけを見せ，緊張しない場面では自己評価が非常に低いという特徴は，確かに嗜癖行動の場合に類似する。

　このような傾向が修正されないまま成人した人が，親として責任ある行動を期待され，また一方で，子育てに関わる臨機応変さも要求されるのは，負担であるのは想像に難くない。これらの人々は，子どものニーズを読み取るのは非常に苦手であることが多く，子どもの前でも自然にふるまえないことも多いだろう。いらいらや不安のはけ口が子どもに向かい，「虐待は連鎖する」というカテゴリーに入る親子がいることは確かである。これらの人々は，自分には価値がないと感じていることが多いが，なかには，人には見せないよう，人を見降ろすような態度をとり，自己愛性パーソナリティ症の特徴を呈することも珍しくない。

　臨床心理学のアプローチでは，「世代間伝達」に対して，個別の対応が行われることが多いのに対し，虐待防止モデルでは，グループ・ミーティングが重視されるのが特徴である。グループの中で自分の体験を批判されず，悩んでいるのは自分だけでないことを知るのは，非常に治療的なプロセスである。しかし，なかには，グループの中で緊張してしまったり，他の人の話を聞いて圧倒されてしまう場合もある。第1章で述べたように，生育歴の中で，虐待された人とそうでない人など，異質な人が同じグループにいることから来る混乱もある。このような場合は，個別の対応を並行して行ったり，先に個別支援を行う必要があるだろう。

　このモデルは，嗜癖行動の治療において，ソーシャルワーカー，あるいは一部臨床心理士が担当して発展してきた。保健センターでは，保健師がこのモデルに基づいた支援を行ったり，グループを運営している場合もある。

VI　母子保健モデル

　保健センターでは精神保健事業も行っているので，精神医学的な考え方もよく知られているが，母子の支援については，子どもの健やかな成長を助けるという視点（第2章II）で母親に接することが基本である。

　これは，健診を担当する小児科医とも共有されている視点である。保健師は，予防接種や健診など，具体的な保健活動を行いながら母子に接しているので，その仕事内容は，当事者にも他職種にもわかりやすい。

　保健センターは，予防医学，公衆衛生学の実践の場である。健診や新生児訪問では，この分野の技術が生かされている。

　保健師は，公的サービスを代表するので，精神科医，心理職以上に，本人の転居や保健師の異動による「担当が変わる」という事態が多い。当事者が，「自分はこの保健師に担当してもらっている」という意識が強い場合，また，支援を受けることに対する動機づけが弱いケースは，担当が変わるときに支援が中断しないよう注意が必要であろう。

VII　当事者モデル

当事者は，産後の不調をどのように理解しているか。この理解は，もちろん個人によって異なる。自分の「うつに傾きやすい性格」やライフイベントの影響を考えて，自然に，精神医学モデルに近い理解をしている場合も多い。

一方，育児雑誌，インターネットの育児情報をよく読むタイプの人の場合は，虐待モデルになじんでいる場合も多い。

個人が自分の不調をどうとらえるかは，第5章で示した，本人のストーリーを確認するための質問などを通してわかってくるものだが，そのストーリーに影響を与える考え方のひとつとして，「自然分娩・自然育児モデル」について述べておきたい。このような考え方をする母親は少なくないが，医療関係者の考え方とは異なる部分も多い。当事者の中にはこのような考えもあるということを知っておきたい。

自然分娩・自然育児モデル

妊娠，出産期以外の病気の治療についても，西洋医学的な治療法は好まない人はいるが，妊娠中から産後にかけては，特に「西洋医学的処置は望ましくない」と考える人が他の時期より多くなる印象がある。

例えば，予防接種は拒否という場合や，乳腺炎でかなりの高熱でも，解熱剤や抗生物質は拒否する場合である。

しばしば見られる例として，分娩に時間がかかって胎児の状態が悪くなり，最終的に，母親は望んでいなかった帝王切開となるというケースがある。このケースでは，イメージ通りの出産ができなかったことに母親の怒りや後悔の念が強く，その怒りが医療関係者に向くことも多い。そして，「母乳こそは自然で」と，母乳の出が悪くても母乳以外は与えず，子どもの成長がストップしている例もしばしば見られる。「母乳を出す食事」として，極端な食事制限や特定の野菜だけを食べるといった偏った食事をしている場合もある。またなかには，「母乳で育てないと性格がゆがむ」「帝王切開だと性格がゆがむ」「（帝王切開のように）刃物で切られると，将来，犯罪者になりやすい」

などの説明を本や雑誌などで読んで，帝王切開に同意したことについて，自分を責め続けていることもある。必ずしもこのように書かれた本ばかりではないのだが，「母乳育児だと情緒豊かに育つ」という表現を，本人が「母乳でないとダメ」と否定的に解釈してしまうという現象もあるようである。

　産後は「こんなことをするとこんな子が育つ」という情報に影響されやすい時期である。当事者は断定的な力強いアドバイスを求めているというニーズが少なからずある。そのニーズに合致した結果，このような情報が広がりやすいという面もあるのだろう。私たち医療関係者も，啓発活動を行うときには，当事者が自分を責めるようにならない情報提供を心がけるべきだろう。

　母子ともに健康な範囲であれば，分娩法やその後の育児の方法は個人の選択であろうが，母子の健康のために，少しでも医学的処置を受け入れていただく必要がある場合，一方的に医学的意見を述べても，当事者の考えは変わらない場合が多い。当事者と話をしても進展がない場合，キーパーソンと話をし，キーパーソンはどのように考えているか，何か工夫はできないかを考えてみるとよい。また，育児中の他の母親に接する機会を増やし，「いろいろな育児法がある」「自分がこだわっていても，子どもには合わないこともある」といった柔軟な考え方ができるよう促すのもよい。第2章の動機づけの考え方などを参考にしながら，よく話し合っていくのが重要である。

症例5　第2子への攻撃性が問題となった母親に対する多職種連携の例

　30代女性，小学生の第1子（男児），生後4カ月の第2子（女児）との3人暮らし

〈経過〉

　第2子の乳児健診でEPDSが13点と中等度の得点で，保健師が声をかけたにもかかわらず，「もう精神科主治医はいるから」と，メンタル面の相談は希望しなかったケースであった。乳児健診の当日担当した保健師は，本人の表情が固いこと，付き添ってきた本人の母親が本人にしゃべらせない様子なのが気になって地区担当保健師に報告し，地区担当保健

師は家庭訪問を予定した。ちょうどそのころ，児童相談所，子ども家庭支援センターから保健センターに連絡があり，学校経由で第1子（小学生）に対する虐待が疑われていたケースであったことがわかった。あざが見られたのは1回だが，ときどき汚れた服装をしていることがあるという。現時点ではただちに保護する状況ではないが，引き続き注意が必要という判断であった。保健センターは，第2子の乳児健診で初めて関わりはじめたにもかかわらず，本人は，これらの機関の担当者には，「子育てについてはもう保健センターで相談している」と説明していることもわかった。

　地区担当保健師が，本人に連絡をとり，いろいろな機関が協力して支援していくこと，主治医の協力が必要であることも伝え，治療内容を確認した。その過程で，「薬は効かない」「どうせ効かない薬しかくれないから通院してない」「前の病院の方がよかった」ことを少しずつ話すようになった。精神科治療については混乱している一方で，治療全般には必ずしも全面的に拒否というわけではなさそうであった。相談室を紹介したところ，同意した。地区担当保健師とのやりとりの中では，やや理解力に問題がある感じ，話にまとまりがない感じが見られたという。それまでの保健師の観察で，本人の母親が，本人にいつも付き添い，本人の意向を無視して物事を決めてしまうような傾向が見られたため，相談室へは，本人だけが第2子と来ることとして予約を入れ，当日は保健師が自宅まで迎えに行った。

　相談室の面接では，本人には若干知的な問題があり，また，被害的な気持ちを抱きやすかったり，話のまとまりが悪い傾向が見られた。第2子の世話はよくしており，託児の看護師の観察でも，特に外傷やネグレクト傾向は見られなかった。第1子は自己主張が強い男児で，反発が激しいため，かっとして殴ることもあるということを認めた。母親は隣家に住み，いろいろ手伝ってくれるのはありがたいが，家事や育児について，自分がやろうとしているのとまったく違うことを言われると，混乱してしまい，パニックになるということであった。第1子出産時は別の町に住んでいたが，妊娠中から不安やうつがあり，産科から紹介されて精神科に通っていた。産後は薬も処方され，効いていたと思うが，夫の仕事の都合でその後転居し，通院は中断した。第2子の妊娠中に夫とは

離婚となり，母親の隣に住むようになってから，混乱や自信のなさが強まっているという。母乳は出にくく，出す努力も面倒なので，すでに人工栄養になっていた。これについては母親に責められているという。

　この時の様子から，精神科医の見立てとして，典型的なうつ病，統合失調症などの診断は当てはまらないが，薬物療法の効果がある程度期待できることを説明した。母親の影響を強く受ける状況をすぐ変えるのは難しいかもしれないが，もしそこが変えられれば，精神状態も安定することが期待されること，また一方で，育児支援は必要なので，母親以外の支援を考えてはどうか，という見立てと提案には賛成した。そこで，まず，本人がひとりで受診できる距離の精神科クリニックを探し，紹介状を用意した。保健師の方では，日頃の家事育児や，本人が通院時に子どもを預かる人手を確保するため，区のファミリーサポート事業の登録をするのを手伝った。精神科初回受診時は，保健師が本人に付き添うこととした。その後は，ときどき保健センターで保健師が様子を聞くことにし，通院や服薬に問題がある場合は，再度相談室予約とするという計画で本人も納得した。

　本人にも了解を得て，地区担当保健師が，関連諸機関と話し合いをし，保健センターとしては，本人の精神の安定化と，第2子に対する虐待やネグレクトがないか注意して経過観察を行う部分を担当することとした。干渉的な母親の問題，第1子への攻撃性など，解決すべき問題は多かったが，第1子への攻撃性は，緊急に介入するレベルではなかった。理解力に脆弱性があり，自己主張ができず，母親の影響を強く受けやすい状況にあるため，暴力に気をつけながら，本人に焦点を当てた支援をすることがその後の支援の第1歩と思われた。

〈解説〉
　乳児健診でのEPDS，相談室，精神科受診，という一般的な経路で精神科治療につながったケースであるが，この流れを可能にするには，多職種連携が非常に重要だということを示す症例である。外部の機関との連携は，個人情報の保護のため難しいこともあるが，近年は，必要な場合は必要な情報は共有することを希望する機関も多い。本症例のように，本人が担当者の連携に同意できる人であれば，必要な情報は共有した方

が混乱がない。

　本症例のように，問題が多岐にわたる場合は，情報共有の一方で，役割分担も必要となる。関わる機関すべてが，母親，第1子，第2子に「薄く」関わっている状況だとなかなか変化が起きにくい。

　また，ひとりで判断するのが難しいこのようなケースでは，保健師が家に迎えに行ったり，受診に付き添ったりという手助けによって，治療の流れが動きはじめる場合もある。一方で，このような自発的行動の難しさが，母親の干渉を許している面もある。困ったら本人の方から保健師に連絡をする練習なども組み入れ，治療についての受身的な態度が固定しないよう工夫も必要である。

DSM-5-TR 現在症：適応反応症

DSM-5-TR 生涯診断（既往歴）：なんらかの知的障害が疑われるが，検査をしておらず詳細不明

VIII　まとめ

　図3に，妊娠から出産後の時間経過と，その間にどのような専門部署が母子に関わるかを示した。

　太字で示したのは，産科であり，妊娠中の通院から，出産，産後の母親の1カ月検診までを担当する。細字で示したのは，保健センターで，母子手帳の交付，新生児訪問等の早期から，3歳児検診までを担当する。途中の健診の一部は，小児科に委託されている。また，子どもの体調が悪いときは，小児科を受診する。

　このように，産科，小児科，また地域の公的医療サービスとしての保健センターのさまざまな健診などさまざまな機関が担当するさまざまなサービスが存在する。妊娠から出産後，母親は，妊娠中のうつ，産後のマタニティブルー，それから産後うつ病をはじめとするさまざまな精神疾患を経験することになるが，メンタルヘルスについては，図3のシステムの中に自動的に入っていない。例えば，英国の国営医療（NHS）のような医療制度であれば，

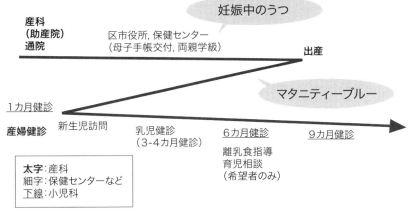

図3　妊娠出産の経過と，関わる機関や専門家

産科，小児科だけでなく精神科もひとつのシステムの中なので，問題が発見されればその後の支援の展開はスムーズに進むが，日本では，担当が変わるたびに，見守りの目が逃れてしまう可能性がある。このような意味で，日本では，問題の見落としだけでなく，連絡の難しさが大きい。このすべての期間を唯一つないでいるのは，母子手帳であるが，母子手帳に精神症状を詳しく書き込むのは難しい。産後不調な時期の精神症状を，母子手帳の中の記録として残しておきたくない人も多いからである。

　このような事情を考えると，日本においては，英国以上に，当事者自身に自分のもっている問題の理解を高め，支援へのモチベーションづけをすることが重要である。

　例えば，本人が，「乳児健診の後の面接で，今後のうつ症状の悪化に気をつけなさいと保健師さんに言われた」としっかり自覚していれば，1歳半健診時にうつ症状が続いていた場合は，精神科クリニックの受診の仕方を保健師から教えてもらうというような行動がとりやすくなる。

　本人が，自分のメンタルヘルスをよい状態に保ち，自信をもって育児をするために，何らかの支援を必要とする場合，本人の中でそれをどのように整理するかを手伝うのは，メンタルヘルスの専門家の重要な仕事である。精神

医学的診断名を用いた方が，すっきり理解して適切な行動がとれる人もいるだろうし，診断名にはどうしても違和感があるという人もいる。精神医学的診断名では，他の職種にわかりにくい場合もある。

　英語圏の精神医学や臨床心理学の分野には，フォーミュレーションformulation という言葉がある。日本では「定式化」と訳されていることもあるが，これだけでは意味がわかりにくい。フォーミュレーションとは，今起きている問題の中身を言葉で表すとどのように言えるかについての「まとめ」のようなものである[4]。つまり，「このような問題（疾患）がある。この問題の成り立ちはこのような因子が関係している。このような経過で，今やるべきことはこのようなことで，今後はこのような支援が望ましい」というようなひとまとまりの説明を，数行の文章にするものである。

　表3に，主治医のフォーミュレーションと，本人の中で，このように整理して理解しておいてほしいというフォーミュレーションの例を示す。日頃からこの程度は説明しているという臨床家も多いと思うが，今起きていることと，今後の経過観察のポイントが，本人にとって矛盾なく理解できるような説明であること，今後の経過観察のポイントについては，具体的に示し，

表3　フォーミュレーションの例

１．主治医のフォーミュレーション

　　抑うつ状態。生育歴，家族歴上は特に問題なく，大きなライフイベントも認めない。ここ数年，仕事が多忙な時期に入眠困難と浅眠傾向があり，それに伴って，抑うつ気分を自覚することがあった。産後この傾向が強まっているが，食欲等には影響なくうつ病の基準は満たさない。症状が軽快しなければ，睡眠導入剤にて対応する。家事育児に支援を受けることを勧める。

２．本人にもっていてほしいフォーミュレーション

　　今の状態は，「軽いうつ状態」。もともと，睡眠が足りないと気分が落ちる傾向にあるので，それが産後強く出ている。赤ちゃんがだいぶ長く寝るようになってきたので，今後はよい方向に行くと思うが，もし赤ちゃんの睡眠がまた短くなったり，赤ちゃんが寝ているのに眠れなくなってきたら，短期間に限って，睡眠を助ける薬の助けを借りる方がよい。1週間くらい睡眠不足が続いたら保健師さんに電話する。家事育児は無理しない。

本人はどうすればよいのかが明確であることなどが重要である。このような
フォーミュレーションを治療者側から伝えた場合は，この説明について，わ
からないことや不安なことがないか必ず確認するようにする。こうすると，
将来的に治療が必要なときに，適切な受診行動をとることができる。フォー
ミュレーションを文書化する時間的余裕はないことが多いと思うが，メモな
ど活用し，本人がもち帰って，周囲の人にも説明できるよう工夫するとよい。

文　献

1 ）Bowlby J：Attachment and Loss. Tavistock Institute of Human Relations, 1969,
1982.（黒田実郎，大羽蓁，岡田洋子他訳：新版 母子関係の理論 I 愛着行動. 2003,
II 分離不安. 2007, 岩崎学術出版社）
2 ）北村俊則編：周産期メンタルヘルスケアの理論. 医学書院, 2007.
3 ）Mahler MS, Pine F, Bergman A：The Psychological Birth of the Human Infant.
Basic books, 1975.（高橋雅士，織田正美，浜畑紀訳：乳幼児の心理的誕生―母子共
生と個体化. 黎明書房, 1981）
4 ）西園マーハ文：指導付きセルフヘルプに活用できる考え方と技法. In 摂食障害の
セルフヘルプ支援―患者の力を生かすアプローチ. pp.21-28, 医学書院, 2010.
5 ）Parker G, Tupling H, Brown LB：A parental bonding instrument. British Journal
of Medical Psychology, 52: 1-10, 1979.
6 ）Stern DN：The Interpersonal World of the Infant. Basic Books, 1985.（神庭靖子，
神庭重信訳：乳児の対人世界　理論編. 1989, 臨床編. 1991, 岩崎学術出版社）
7 ）竹内美香，鈴木忠治，北村俊則：両親の養育態度に関する因子分析的研究. 周産期
医学, 19: 852-856, 1989.
8 ）竹内美香：両親の養育態度と軽度精神症状―Parental Bonding Instrument の妥当性.
精神科診断学, 1: 91-100, 1990.
9 ）Winnicott DW：The Child, the Family, and the Outside World. Middlesex, 1973.
（猪股丈二訳：子どもと家族とまわりの世界　上　赤ちゃんはなぜなくの. 1985,
下　子どもはなぜ遊ぶの. 1986, 星和書店）

コラム8　多職種の存在が生かされるためには

　多職種連携は，「多職種協働」，「他職種との連携」などと表現されることもある，とても重要な概念である。一つの病院の周産期メンタルヘルスの領域では，産科医，助産師，看護師，精神科医，心理職などが連携できるだろう。病院外，つまり地域では，開業あるいは病院の産科医，助産師，開業の精神科医，心療内科医，小児科医，カウンセリングクリニックの心理職，保健センターの保健師，助産師，子ども家庭支援センターの職員などさまざまな職種が連携できる可能性がある。

　病院内では，電子カルテがあり情報は共有しやすい。一方，地域では，かかりつけ医制度を基礎とする国と異なり，日本では，「A精神科にはお願いしやすい」「B小児科の先生は，お母さんのメンタルの問題も気付いてくれる」など，個々の専門家のスキル次第の面があるのが課題である。

　多職種が仕事をする場合，当然，それぞれの専門分野の仕事をするわけだが，「話を聞く」「生活習慣の基本的アドバイスをする」など基本的部分については，どの職種でも対応できる面がある。これは望ましいことだが，当事者が不安に駆られていろいろな職種に質問をし，それぞれのアドバイスが微妙に異なると，本人が混乱してしまう場合もある。病院内であれば，それぞれの職種の対応内容がカルテから推測できるが，地域では，他からもアドバイスを得ているかなどを確認しながら対応する方が良いだろう。

　重要なのは，多職種で対応しているメリットを当事者が感じられることである。「精神科の薬の副作用はこちらではわかりません」と突き放すのではなく，「精神科の薬のことは精神科の先生が詳しいので，直接聞いてみると良いと思うのですが，聞けますか。薬の副作用について質問するのは構わないと思いますよ。」といった説明ができれば，当事者も安心できるだろう。

終 章　出産というライフイベントの意味

　精神医学や臨床心理学の領域では，「対象喪失」という概念がよく知られている。

　親しい人の死，離別などの後の心の動きは，「悲哀の仕事」という言葉もある。人は，いくつかの段階を経て，喪失を乗り越えるが，このプロセスのには，否認や怒りなどさまざまな感情が出るのが正常な心の動きであり，何も感情が出てこない方が，その後の生活が難しくなることも知られている。対象喪失の考え方は，人の喪失だけでなく，定年後の役割の喪失など，少し広げて論じられるようになり，うつ病の理解に役立てられてきた。

　「出産」というのは，単純に見ると，喪失ではなく，家族が増える「対象追加」「対象増加」のはずである。ごく常識的に見れば，これほど喜ばしいライフイベントもない。しかし現実には必ずしもそうとは言いきれない。まったく望まなかった妊娠による出産が，大きな人生の喪失をもたらすというのは想像に難くないが，望んでいた妊娠でも，出産が「対象喪失」をもたらしていることが残念ながら少なくない。

　例えば，仕事を失うこと，人生の目標の喪失や計画変更，慣れたライフスタイルの喪失などである。子どもが，期待していた男の子でなかったとか，女の子でなかったとか，病気や障害があるなど，自分の思い描いていた子どものイメージが喪失している場合もある。

　当事者の話をよく聞けば，とまどいや怒り，焦り，不安などの感情が出てきても不思議はない。しかし，周囲からは，喜ぶべきライフイベントだと思われる中，「悲哀の仕事」をするのは簡単ではない。「家族の死」など，誰から見ても悲しむべき状況で不調と異なるのはこの部分である。

　「こんなことを言ってはいけないけど」「わがままを言ってるだけだと思う

けど」「母性がないと思われると思うけど」「誰にもわかってもらえないと思うから言いたくないけど」など，出産で失ったものがあると悩んでいる人は多い。いろいろな気持ちが生じるのを自分に許し，否定しないで表現するのが「悲哀の仕事」を進める原則だとすれば，産後は，悲哀の仕事や現実を受け入れることが非常に進めにくい状況だといえるだろう。

　薬物療法を必要とする重症度の病状ならば，自分の感情を表現するだけで状況を良くするのは難しいが，このような否定的な感情が心に浮かぶこと自体は異常ではなく，そのことで自責的にならなくてもよいことは，伝える必要がある。

　もちろん，子どもの誕生は，喪失ばかりをもたらすものではない。新たに得ることはいくつもある。

　まず，「母親」という新しい役割がある。「母親になって，安定した」「堂々としていられるようになった」「周囲の人が温かいまなざしで見てくれるようになって嬉しい」「周囲の人の注目や期待を素直に受け止められるようになって嬉しい」という人も非常に多い。また，母親学級，産科での入院，健診など，「同期出産」の母親友達（ママ友）ができて，それまで苦手だった女性同士の付き合いが楽になった，という人も多い。親世代から見て，娘，息子の嫁，だったのが「孫の母」となって，家族の中の関係性が変化することもあるだろう。

　一方，なかには，母親になることによってしか社会の中の肯定的なまなざしを得られない人，あるいはそのように思っている人もいる。

　海外には，10代の女性には進学の道も就職の道も閉ざされており，母親となることしか生きていく道がない地域も多い。これは，発展途上国に多いパターンである。また一方，10代の母がつぎつぎと子どもを産んで子ども手当を手にし，母親役割が生計の手段となっている場合もある。これはむしろ，先進国の中の社会経済的に余裕のない階層に多いパターンである。日本でも同じ状況に置かれている女性は少なくない。母親となることで得るものと失うもののどちらが多いかは，社会のあり方によっても異なり，個人の母性の問題だけに帰することは難しい。

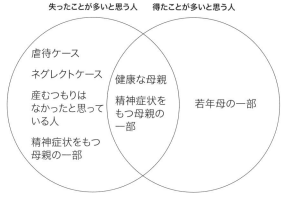

図1　出産によって得たことと失ったこと

　日本では，出生率の低さが問題になっている。この結果から見ると，日本では，子どもという対象が増えることが，何かを喪失させる体験になっているケースの方が多いのではないかと思われる。しかし，産後のメンタルヘルス相談で相談をする人々は，そのような中でも出産する選択をした人たちであり，出産に肯定的な意味も見出している方が多いことが推測される。

　図1に，非常に模式図的ではあるが，子どもの誕生が何かを失わせることとして体験されているか，逆に何かを得る機会になっているかをまとめた。

　これはあくまでも，本人の主観的な受け止め方についての大雑把な図である。

　例えば，「出産のために自分のキャリアを失った」「子育ては自分の人生設計を台無しにした」と考えている人は，「得たこと」の輪がかぶらない「失ったこと」だけの部分になるだろう。また，子どもを放置して遊びに行く若い母親のネグレクト行為がメディアで話題になることがあるが，このようなケースも，出産で自分の生活の多くを失ったと感じているだろう。これらは，出産前後に社会的支援が欠かせない人たちである。

　ひょっとしたら，これらの母親は，出産前に社会の中で自分を認めてもらえた感覚がなく，妊娠したとき，あるいは出産当初は，母親になることで得るものが多いと考えたグループにいたのかもしれない。

　最近は出産後，子どもの写真を SNS に盛んにアップする若い母親もおり，少なくともしばらくは，子どもの存在が他者から承認してもらうきっかけになっていると推測される。このようなケースは，その後の育児で何かつまずきがあると，一気にネグレクトになってしまう可能性もある。本書で強調してきたようなライフサイクル的視点から見ると，産後，ごく短期にハッピーであっても，このようなケースには長期の支援が必要になることを予測しておく方がよいようにも思われる。

　実際の多くの母親は，出産によって，失ったこともあるが得たことも多いと感じている。精神症状をもつ母親の中にも，母親になったことの肯定的意味を見出している人も多い。仕事面や社会参加の面で，出産によって失うものがあった人は，出産前に確立したものがあったということである。長いライフサイクルを見ると，社会参加の手がかりをもっている人ともいえる。そういう意味では，失ったものについても，語るのを促し，これからの新しい生活にどう取り組むかを一緒に考えるのが，支援者の役割ではないかと思われる。失ったことばかりと思っている人にも，新しい生き方にチャレンジする気持ちになれるよう支援していきたい。

文　献

小此木啓吾：対象喪失─悲しむということ．中公新書，中央公論社（中央公論新社），
　　1979.

　この本で紹介されている調査や症例は，（財）東京都精神医学総合研究所の研究倫理委員会の承認を得て行われたものです。また症例検討のもとになっている構造化面接は，書面にて同意が得られた方のみに実施しています。

Dr. 西園の産後ケア相談室

Q 保健師として，地域精神医療にはかかわっていますが，統合失調症の方の社会復帰の支援が主体です。産後にメンタルヘルスの問題を抱える方々は，統合失調症の方のように，精神科に入院して退院してきたというような経過があるわけではなく，まだ病院につながっていない方々も多いので，私たちの責任が大きいということでしょうか。（保健師）

A 精神医学では，長期入院を避けるという意味で，病院から「地域」への移行が大事だと言われてきました。地域精神医療というと統合失調症の方の援助が今でも大きいと思います。おっしゃる通り，産後のうつ病の方の中にはまだ医療機関につながっていない方が大半です。多くの保健所には精神保健事業があり「精神保健相談」があると思います。私たちの親と子の相談室は，精神保健事業とは別に，母子保健事業にメンタルヘルス診察を組み入れたというところが特徴です。もちろん保健所を介さずご自分で受診先を見つけられる方もいらっしゃいますが，明らかに治療が必要なのに受診の準備がない方には，これまでの精神保健相談のスキルが生きると思います。責任が大きいとも言えますが，保健所には活用できる資源があるとも言えます。

Q 乳児健診で EPDS がやや高得点だったので，声をかけようとしたのですが，時間がないと帰られた方がいらっしゃいました。後で電話をかけたのですが，特にお話することはありませんと切られてしまいました。こういうケースにはどうしたら良いでしょうか。（保健師）

A 時々遭遇するケースです。拒否的な感じの背景にはいくつか可能性が考えられます。まずは，元々人と話したりアドバイスを受けるのが嫌いなタイプの方がいます。何か子育てでうまくいかないことがあって，それを責められるのではと警戒している場合もあります。いずれも，支援者としてはもう少し率直

にお話しいただけないものかと思ってしまいますね。もう一つは，パートナーが，女性が家を空けたり人に相談するのを好まない場合です。乳児健診の結果，お子さんの発育に問題が発見されている場合は家庭訪問なども考えますが，そうでなければ，保健所で実施する離乳食相談会，母親が集まる会など，赤ちゃん連れで参加できるイベントのご案内，いつでもご連絡くださいというご案内などを送っておくというような方法があります。どこかに困り感がある方はご連絡くださると思います。一方で，このような点で気になって連絡を取っているということはスタッフの間ではわかるようにしておくと，担当が変わった時にすぐ次の行動に移れます。

Q　EPDS の点数以外に産後うつ病を見つける方法はありますか。（助産師）

A　EPDS は自分で記入する自記式質問紙ですから，意図的に回答を全部 0 にした方はスクリーニングには引っかからないことになりますね。でも，当然ながら，乳児健診の時の様子が非常に固かったり，疲労した様子から保健師や助産師が気付くこともあります。EPDS を使っていなくても，育児状況や育児環境を聞くアンケートなどで不安や不満が多い方には面接が必要だと思います。もちろん相談の中でご自分でいろいろ病歴をおっしゃる方は丁寧に面接します。

　EPDS は，乳児健診時だけでなく，他の家庭訪問の際にもう一度実施して比較するといった活用法があります。同じような高得点でも，ずっと高い方より，前回より急に上がっている方の方がすぐ援助を必要とするというような場合もあるのです。こういう意味では EPDS の 1 回の点数と言うより点数の推移が大事とも言えます。乳児健診時は他の自治体にいて転入してきた方は，元々のレベルがわからないので，一度 EPDS をやっておくと良いでしょう。

Q　ロールプレイは難しく感じます。当事者役も難しいのですが，支援者役の時も，相手が黙っていると，聞き方が悪かったかと思ってまた別の質問をしたりして焦ってしまいます。観察役の方に，もう少し待っても良いのではと言われました。考えて見れば，実際の面接でも，自分ばかりが話す結果になることが多いので，そのことに気付けたのは良かったと思っていますが……。ロールプレイで若干の沈黙があるのは構わないのでしょうか。（助産師）

A　話がすらすらと進むのが良い面接だと思われがちですが，必ずしもそうとは言えません。面接の目的は自分のことを振り返ることですから，そのためには，少し考えるというプロセスは当然あるはずです。答える方はその間も一生懸命考えていて，気まずい沈黙とは必ずしも思っていないかもしれません。気になるようだったら，「改めて聞かれると難しいですか」など話してみるのは良いと思います。沈黙が数秒続くと不安という面接が繰り返されるようだったら，自分は何を心配しているのだろうかと考えてみるのも良いと思います。

Q　私は，話過ぎるお母さんの話をどうまとめて良いかわかりません。話をさえぎっても良いものでしょうか。（助産師）

A　本文でも触れましたが（→ p.172）面接には目的があります。どのような目的にせよ，面接があまり長いのは望ましくないと思います。面接の初めの挨拶の時に，こういうことでお話を聞かせていただきます，50分くらいです，続きはまた伺いますとか，地区担当保健師に引き継ぎますということを説明して始めるのが良いと思います。「話過ぎる」にもいろいろなパターンがあって，話が飛び過ぎている場合は，少し躁状態が入っていることもあります。また，お話が回りくどくて何が言いたいのかつかみにくい場合もあります。このような場合は，「こういうことでしょうか」と少しまとめていただいて良いと思います。元々元気で会社員をなさっていた方がこういう状態になっていたら，これもうつ病のサインである可能性があります。回りくどくはないが，話が非常にご自分の都合中心というような場合もあります。こういう特徴も含めて次の面接者に引き継いでいただければと思います。

Q　地区の精神科医に「EPDS20点です」と伝えても，EPDSをご存じない医師もいらっしゃいました。やはり産後うつ病の専門家を探すしかないのでしょうか？　お母さんとの愛着関係について指導してほしいとお伝えしたら，それは専門でないと言われてしまいました。（保健師）

A　産後うつ病専門の精神科医を探すのはとても難しいと思います。しかし，産後うつ病の専門家でないと対応できないかというとそのようなことはありません。産後うつ病は基本的には他の年代や男性にも発症するうつ病と同じ疾患です。うつ病を測る質問紙も多数あって，精神科医がすべての質問紙（尺度）に詳しいとは限りません。精神科医に紹介するときは，「産後うつ病質問票で20点となりました。市では9点以上は高得点者として対応することになっています。」というような数値をお知らせいただくと良いと思います。また，現在の精神医療において，薬物療法は大体どのクリニックでもできますが，精神療法や家族療法などは，クリニックによって取り組み度が違います。心理職がいれば心理職が担当できますが，そうでない場合，母子関係や愛着関係の対応をお願いしますと伝えると，専門でないから対応できないと言われることがあります。『当保健所でも育児支援は引き続き行っていきますが，ご本人の不眠や抑うつ感について対応をお願いします，ご本人も薬物療法を受けることは納得なさっています。』というような内容を伝え，実際に連携していけば，受け入れてくれるクリニックは多いと思います。

Q　心理療法やカウンセリングというのは，気持ちを吐き出す治療ということですよね。つらい時に行っていただくと良いのでしょうか。友達に吐き出すことができていれば良いですか。（保健師）

A　心理療法やカウンセリングにもさまざまなものがありますが，臨床心理士，公認心理師など資格を持った心理職が実施するものは，単なる気持ちの吐き出しだけではありません。もちろん治療の中で，つらさについて話す，これまで言えなかったことを話せるという要素は重要なものです。しかしそれだけではなく，なぜこういう風に感じるのだろうかとか，いつも配偶者と同じようなパターンで口論になるのはどうしてだろうかなど，自分について振り返ったり，

自分のことをよく知るのも目標となります（→ p.162）。この目標のためには，切羽詰まった時だけでなく，決まった曜日に決まった時間お話するという「構造」があって，その中で落ち着いてその1週間のことを振り返るというような時間が持てることが大事です。今のところ公認心理師の面接はまだ保険診療の中に入っていませんが，今後は保険証が使えるようになることが望まれます。

Q　通常のクライアントと異なり，産後の方のクライアントは，予約時間に来られなかったり，お子さんを連れてきたり来なかったり，面接の構造が一定しない傾向があります。本人の症状から見るとカウンセリングが必要だと思われても，夫がカウンセリング代を出している状況だと，行かなくて良いとか，行っても自分（夫）の悪口を言ったり，女性カウンセラーとおしゃべりしているだけだろうというような話があって中断となることがあります。安定して心理支援をするにはどうしたら良いでしょうか。（心理職）

A　いわゆるワンオペ育児の方に心理的な治療を提供するのは様々な困難がありますね。子どもの発熱などで予約時間が変わるのはある程度致し方ないと思いますが，治療構造があまりにも不安定であったら，月に1〜2回一時保育やファミリーサポートなどを利用して，定期的に面接に来られる形を作るのが良いと思います。もちろんこれにも経費が掛かりますので，治療費をどうするかは大きなテーマです。私たちの「親と子の相談室」では，夫にも来所していただき，夫は今の問題をどう認識しているかを聞き，治療のための費用は出せそうかを夫婦同席の場で確認することもあります。「夫には出してと言えない」と妻が思っていても夫は「出します」という場合もあります。夫の協力がない場合は，保健所の育児グループに誘うとか，定期的に保健師がお話を伺うというようにしています。子どもを時々預けられるようになったら，少し働いて，自分のお金で心理治療を受けるのを目指すというのも良いと思います。

おわりに

　今回，改訂版を作らせていただいたが，産後に見られる精神病理の部分は，少々時代が変わっても変わらない部分が多いと改めて思っている。しかし，産後元気がない状態に対し，本人や周囲が「うつ病じゃないか」と思うか「母性が足りないのでは」と思うか，周囲が「精神科に行ってみては」と勧めるか，「自分が家事をやろうか」というか「甘えている場合ではない」と思うかは，その人とその人が住む環境次第であり，その時代のベストの支援法を提供していく必要があるだろう。

　精神医学全体で，病院での入院治療より，地域での治療を基礎とするという時代になっている。産後のメンタルヘルスも，入院は本当に必要なピンポイントで，基本は自宅にいて子育てをしながら外来通院で治すのが原則である。そのためには，心理職の支援を保険医療の中でできるようにするなど，精神医療の中の課題も大きい。

　この改訂版を準備中にも，幼児が虐待により命を落とすという痛ましい報道にいくつか接した。関わった人はいたにもかかわらず，防ぎきれなかったという点からは，精神面の面接法や見立てが重要であることを痛感する。

　今後さらに多くの方々がこの領域に興味を持って下さることを願っている。

　最後に，改訂版の作成を進めて下さった前川千亜理さん，長谷川純さんに心から感謝したい。

索　引

著者紹介

西園マーハ 文（にしぞの・まーは・あや）
昭和60年　九州大学医学部卒業
平成 4 年　慶應義塾大学大学院医学研究科博士課程修了
東京都精神医学総合研究所，白梅学園大学勤務を経て
平成31年より　明治学院大学心理学部教授　（現在に至る）

昭和61年，平成 4 年　英国エジンバラ大学留学
平成20年　英国 King's College London　Institute of Psychiatry 客員研究員

日本社会精神医学会理事，日本周産期メンタルヘルス学会顧問，日本摂食障害学会理事、
日本摂食障害協会理事

〈著 書〉
「摂食障害のセルフヘルプ援助」（医学書院），「摂食障害の治療（専門医のための精神科臨
床リュミエール28巻）」（編著：中山書店），「過食症の短期入院治療プログラム〜精神科の
スキルを生かして摂食障害治療に取り組もう」（星和書店），「対人援助職のための精神医
学講座〜グループディスカッションで学ぶ」（誠信書房），「摂食障害の精神医学」（日本評
論社）ほか

地域で守る産後メンタルヘルスケア
―「支える・つなぐ」ための考え方と実践―
ISBN978-4-7533-1241-2

著者
西園マーハ 文

2024年4月29日　第 1 刷発行

印刷・製本　（株）太平印刷社
────────

発行所　（株）岩崎学術出版社　〒101-0062 東京都千代田区神田駿河台 3-6-1
発行者　杉田 啓三
電話 03（5577）6817　FAX 03（5577）6837